便通異常症診療ガイドライン 2023

慢性下痢症

編集　日本消化管学会

協力学会：日本消化器病学会
　　　　　日本消化器内視鏡学会
　　　　　日本大腸肛門病学会

南江堂

編集
　日本消化管学会

協力学会
　日本消化器病学会，日本消化器内視鏡学会，日本大腸肛門病学会

ガイドライン委員会
　委員長　片岡　洋望　名古屋市立大学大学院医学研究科消化器・代謝内科学　（2022 年 2 月〜）
　　　　　春日井邦夫　愛知医科大学内科学講座消化管内科　（〜2022 年 2 月）
　委員　　磯本　　一　鳥取大学医学部機能病態内科学　（2023 年 2 月〜）
　　　　　小笠原尚高　愛知医科大学内科学講座消化管内科　（2022 年 2 月〜）
　　　　　加藤　智弘　東京慈恵会医科大学大学院消化器内科学/健康科学，総合健診・予防医学
　　　　　　　　　　　センター　（〜2022 年 2 月）
　　　　　小池　智幸　東北大学病院消化器内科　（2022 年 2 月〜）
　　　　　竹内　洋司　群馬大学医学部附属病院光学医療診療部　（2018 年 2 月〜）
　　　　　鶴岡ななえ　佐賀大学医学部内科学講座消化器内科　（2022 年 2 月〜）
　　　　　長沼　　誠　関西医科大学内科学第三講座　（2021 年 2 月〜）
　　　　　二神　生爾　日本医科大学武蔵小杉病院消化器内科　（〜2023 年 2 月）
　　　　　穂苅　量太　防衛医科大学校内科学（消化器内科）　（〜2022 年 2 月）
　　　　　水野　秀城　富山市立富山市民病院内視鏡内科　（2021 年 2 月〜）

ガイドライン小部会　便通異常症診療ガイドライン作成委員会　（2021 年 3 月設置）
　委員長　伊原　栄吉　九州大学大学院医学研究院病態制御内科学
　副委員長　眞部　紀明　川崎医科大学検査診断学（内視鏡・超音波）
　委員　　大久保秀則　さがみ林間病院消化器内科
　　　　　小笠原尚高　愛知医科大学内科学講座消化管内科
　　　　　荻野　治栄　九州大学大学院医学研究院消化器代謝学
　　　　　柿本　一城　大阪医科薬科大学第二内科
　　　　　金澤　　素　東北大学大学院医学系研究科心療内科学分野
　　　　　河原秀次郎　国立病院機構西埼玉中央病院外科
　　　　　草野　　央　北里大学医学部消化器内科
　　　　　栗林　志行　群馬大学大学院医学系研究科内科学講座消化器・肝臓内科学
　　　　　沢田　明也　大阪公立大学大学院医学研究科消化器内科学
　　　　　髙木　智久　京都府立医科大学附属病院消化器内科
　　　　　高野　正太　大腸肛門病センター高野病院大腸肛門機能診療センター
　　　　　富田　寿彦　兵庫医科大学内視鏡センター/消化器内科学講座
　　　　　野明　俊裕　社会医療法人社団高野会くるめ病院　（〜2023 年 2 月）
　　　　　北條麻理子　順天堂大学医学部消化器内科
　　　　　穂苅　量太　防衛医科大学校内科学（消化器内科）
　　　　　正岡　建洋　国際医療福祉大学医学部消化器内科学
　　　　　町田　智彦　三田市民病院外科

三澤　　昇　　横浜市立大学大学院医学研究科肝胆膵消化器病学
三島　義之　　島根大学医学部内科学講座（内科学第二）
矢島　　浩　　八潮病院
山本さゆり　　愛知医科大学総合診療医学講座/内科学講座消化管内科
山脇　博士　　日本医科大学多摩永山病院消化器内科

評価委員会　（2022 年 2 月設置）

委員　安部　達也　　くにもと病院
　　　荒木　靖三　　社会医療法人社団高野会くるめ病院
　　　春日井邦夫　　愛知医科大学内科学講座消化管内科
　　　神谷　　武　　名古屋市立大学大学院医学研究科次世代医療開発学
　　　鳥居　　明　　鳥居内科クリニック
　　　中島　　淳　　横浜市立大学大学院医学研究科肝胆膵消化器病学
　　　中田　浩二　　川村病院外科
　　　福土　　審　　東北大学大学院医学系研究科心療内科学分野
　　　藤原　靖弘　　大阪公立大学大学院医学研究科消化器内科学
　　　三輪　洋人　　川西市立総合医療センター

SR 協力者

　　　鎌田　和浩　　パナソニック健康保険組合松下記念病院消化器内科
　　　田中　義将　　九州大学大学院医学研究院病態制御内科学
　　　保坂　浩子　　群馬大学大学院医学系研究科内科学講座消化器・肝臓内科学

ガイドライン作成協力

　　文献検索　　日本医学図書館協会

便通異常症診療ガイドライン刊行にあたって

　日本消化管学会では，これまで 2016 年に『食道運動障害診療指針』，2017 年に『大腸憩室症（憩室出血・憩室炎）ガイドライン』を上梓した．このたび，『便通異常症診療ガイドライン』を刊行することになった．『慢性便秘症診療ガイドライン 2017』は，2017 年に日本消化器病学会関連研究会 慢性便秘の診断・治療研究会編集で作成されていたが，新たに数種類の下剤が上市されたり，それらの薬剤の使用経験も増え，エビデンスがさらに追加されたこともあって，慢性便秘症診療ガイドラインの改訂の必要性を感じた．そこで，日本消化管学会は，日本消化器病学会を中心として，関係学会などと相談させていただき，慢性便秘症診療ガイドラインの改訂をさせていただくことになった．それと同時に，慢性下痢症についても様々な原因があり，その診断や治療についてどこまでわかってきたかを明らかにし，日常診療の指針になるような診療ガイドラインを作成することは非常に臨床に役立つと考え，慢性下痢症の診療ガイドラインも必要であろうと理事会，代議員会で決定したので，便秘と下痢を合わせて『便通異常症診療ガイドライン 2023』を作成することにいたった．

　今回のガイドライン策定委員・評価委員の選考に関しての特徴は，以下のような点である．一般社団法人日本消化管学会「医学研究の利益相反に関する指針」の細則の第 7 条（ガイドライン，治療指針等作成などにかかる COI 管理）に規定している内容に従った．すなわち，現在，多くの学術団体から公表されている診療ガイドラインや治療指針は，医薬品，医療機器の適正使用や治療の標準化を目指す医療現場では関心が高く，影響力の強い指針として用いられている．これらのガイドラインや指針の策定には，専門的知識や豊富な経験を持つ医師が委員として参加するが，当該分野と関連する企業との金銭的な COI 関係が生じる場合も少なくないため，企業側に有利な publication bias や reporting bias などの懸念を起こさせないための COI 管理が必要となる．また，学会自体が特定企業と金銭的な関係が深い場合にはバイアスリスクが高いと社会からみられることもあり，学会自体の COI 状態（組織 COI）も開示する．ガイドライン策定に参加する委員長および委員（ガイドライン委員会，ガイドライン小部会委員）には，COI 状態の開示（自己申告書）を求めて適切に管理することが重要である．すべての委員の COI 状態とともに，診療ガイドラインを策定する当該学会の COI 状態も日本医学会診療ガイドライン策定参加資格基準ガイダンス（2017）に基づいて個別に当該ガイドライン中に開示する必要がある．ガイドライン委員長・ガイドライン小部会委員長の個人 COI については，指針細則中の表 2 に示す各項目の基準額をいずれも超えない場合に，委員長に就任し議決権を持つことができる．就任中に基準額を超えるような COI 状態が発生した場合には，委員長は自ら役職を辞退することを検討すべきである．ガイドライン委員会・小部会参加者の個人 COI については，指針細則中の表 3 に示す各項目の基準額のいずれも超えない場合は，委員に就任し審議に参加して議決権を持つことができる．ただし，いずれかの基準額を超えている場合でも，委員長がガイドラインを策定するうえで必要不可欠な人材であると判断し，その判断と措置の公正性および透明性が明確に担保される場合に限り，その具体的な金額を利益相反委員会で確認のうえ，ガイドライン委員会との協議会で個別審議する．協議会の承認が得られた場合は，委員として審議に参加することは可能であるが，議決権を持つことができない．また，基準額（指針細則中の表 3）を

大幅に超えるような COI 状態がある場合には，自ら就任を辞退するべきである．

　そこで，まず，上記の一般社団法人日本消化管学会「医学研究の利益相反に関する指針」の細則の第 7 条（ガイドライン，治療指針等作成などにかかる COI 管理）に従って，本ガイドライン策定に参画していただく委員を公募することにした．公募されてきた先生方について，COI の自己申告書や業績などをもとに，ガイドライン委員会・利益相反委員会で厳正な審議のうえ，委員の候補者を選定させていただき，理事会・代議員会で承認していただいた．専門的知識や豊富な経験を持つ医師で当該分野と関連する企業との金銭的な COI 関係（基準額を超えている場合）がある場合は，議決権のないアドバイザーとして参画していただいた．

　その後，型のごとくガイドラインを作成し，会員の皆さん，関係学会にパブリックコメントを求め，修正後，刊行の運びとなった．慢性下痢症の診療ガイドラインは最初のものである．なかなかの出来と自負している．今後，慢性便秘症については日本消化器病学会が中心となって，改訂されていくと思われる．最後に，このガイドライン策定を中心になって進めていただいた前ガイドライン委員長の春日井邦夫先生，現委員長の片岡洋望先生，小部会委員長の伊原栄吉先生，その他委員の先生方，関係学会，関係各位に深謝申し上げる．

　2023 年 5 月吉日

一般社団法人　日本消化管学会　第 5 代理事長
日本消化管関連学会機構　理事長
樋口　和秀

便通異常症診療ガイドライン刊行にあたって

　日本消化管学会ガイドライン委員会は，日本消化器内視鏡学会，日本胃癌学会との三学会連名にて2016年にDigestive Endoscopy誌へ掲載された早期胃癌の拡大内視鏡診断アルゴリズム「Magnifying Endoscopy Simple Diagnostic Algorithm for Early Gastric Cancer（MESDA-G）」を皮切りに，日本食道学会との協力で作成し2016年に南江堂より出版された『食道運動障害診療指針』，そして日本消化器病学会，日本消化器内視鏡学会，日本インターベンショナルラジオロジー学会の協力のもとで作成し，2017年日本消化管学会誌に掲載された『大腸憩室症（憩室出血・憩室炎）ガイドライン』を発刊してきた。

　日本消化器病学会関連研究会 慢性便秘の診断・治療研究会により『慢性便秘症診療ガイドライン2017』が作成され2017年に南江堂より出版された。この時期は，新規便秘治療薬の上市が続いており，経験的に従前の既存薬を処方していたわれわれが，新しい時代の幕開けを感じた瞬間でもあった。発刊から数年が経過し，新規治療薬は実地臨床で浸透しエビデンスが蓄積されてきた。時宜を得て樋口和秀理事長のもと，便秘のみならず，下痢をも含めた診療ガイドラインを策定する気運が盛り上がり，春日井邦夫ガイドライン委員長のもと，「便通異常症診療ガイドライン　慢性便秘症および慢性下痢症」の策定が決定し，片岡洋望ガイドライン委員長に引き継がれ，伊原栄吉小部会委員長の陣頭指揮の下，日本消化器病学会，日本消化器内視鏡学会，日本大腸肛門病学会にもご協力をいただき，このたび出版の運びとなった。

　本書の構成は，他のガイドラインに倣いCQ（Clinical Question）のうち既知の知識の整理をBQ（Background Question），今後の研究課題をFRQ（Future Research Question）とし，便通異常症の基礎知識，診断治療，そして未来を総覧することが可能である。便秘，下痢の定義についても，委員会での喧々諤々の討論により新たに定義された。特筆すべきは，診断治療のフローチャートが記載されたことである。慢性便秘症のエビデンスも決して豊富とはいえないが，特に慢性下痢症については，エビデンスがほとんどなく，委員の先生方はかなりご苦労されたに違いない。

　このガイドラインは，便通異常症診療に携わるすべての医療者にとっての新たな道標になるに違いない。素晴らしいガイドラインをまとめられた委員の先生方，協力学会の先生方，携われたすべての方々に感謝申し上げたい。

　日本消化管学会では，『大腸憩室症（憩室出血・憩室炎）ガイドライン』の改訂に着手した。常にup dateのガイドラインを先生方にお届けすることが使命であると心得ている。

2023年5月吉日

一般社団法人　日本消化管学会　理事長

永原　章仁

「便通異常症診療ガイドライン 2023―慢性下痢症」作成の手順

1. 作成の背景

　日常診療で遭遇する便通異常によって生じる便秘と下痢は，生活の質や社会労働生産性を低下させる重要な消化器症状である．2017年に日本消化器病学会関連研究会 慢性便秘の診断・治療研究会により，本邦初の『慢性便秘症診療ガイドライン2017』が発刊された．このガイドラインでは，新規作用機序を有する慢性便秘症治療薬として，上皮機能変容薬であるルビプロストンとリナクロチドの位置づけが示された．その後，これらの薬を用いた慢性便秘症診療の新たな知見が報告されるとともに，2018年1月には胆汁酸トランスポーター阻害薬であるエロビキシバット，2018年9月には新たな浸透圧性下剤としてラクツロース製剤およびマクロゴール4000が慢性便秘症（器質的疾患による便秘を除く）に対する適応を取得した．日常診療において，可及的速やかに慢性便秘症診療における新たな知見データを加えたガイドライン改訂が必要とされていた．一方，慢性下痢症に対する診療ガイドラインはいまだ本邦には存在せず，その作成が必要とされていた．このような背景から，2021年1月に開催された日本消化管学会ガイドライン委員会により，ガイドライン小部会（便通異常症）が立ち上がり，便通異常症診療ガイドラインとして慢性便秘症および慢性下痢症を作成することが決定した．

　『便通異常症診療ガイドライン2023―慢性下痢症』の主な目的は，コモンディジースである慢性下痢症診療において，診療方針を決定する際の情報を提供し，慢性下痢症患者の生活の質を改善することが目的である．そのために，これまでに利用可能なエビデンスを整理・解釈し，患者の価値観を踏まえたうえでの適切な臨床判断を行うための推奨を提供する．さらに慢性下痢症診療に携わる医師以外の医療従事者，患者およびその家族に慢性下痢症診療の概要を理解するための一助とすることである．本ガイドラインに記載された情報を共有することにより，医療者と患者およびその家族が相互に病気を理解したうえで慢性下痢症診療を行うために資するガイドラインとすることを目標とした．

2. 作成手順

　ガイドライン作成委員会での決定により，診療上のクエスチョンを以下のように分類することが決定された．

- ・Background Question（BQ）：すでに結論が明らかなもの，過去のガイドラインにおいては100％合意が得られているもの．
- ・Clinical Question（CQ）：重要臨床課題．診療の方向を左右する疑問かつ網羅的文献検索によって推奨と根拠基準を決定できるもの．
- ・Future Research Question（FRQ）：網羅的文献検索によって推奨と根拠水準が決定できないもの（十分なエビデンスがなく，今後の研究課題）．

　ガイドライン小部会（便通異常症）作成委員会を設立した．日本消化管学会会員に広く公募，審査を経て，作成委員会は，委員長・伊原栄吉，副委員長・眞部紀明，委員として，大久保秀則，小笠原尚高，荻野治栄，柿本一城，金澤　素，河原秀次郎，草野　央，栗林志行，沢田明

也，高木智久，高野正太，富田寿彦，野明俊裕，北條麻理子，穂苅量太，正岡建洋，町田智彦，三澤　昇，三島義之，矢島　浩，山本さゆり，山脇博士の計 24 名で構成された．また，評価委員会は，委員として安部達也，荒木靖三，春日井邦夫，神谷　武，鳥居　明，中島　淳，中田浩二，福土　審，藤原靖弘，三輪洋人の計 10 名で構成された．

1）スコープの作成

　本診療ガイドラインが対象とする主な利用者は，一般臨床医とした．また，慢性下痢症診療に携わる医師以外の医療従事者，患者およびその家族にも参考となる情報を提供するものとした．慢性下痢症は下痢型過敏性腸症候群と密接にかかわる疾患であり，日本消化器病学会『機能性消化管疾患診療ガイドライン 2020—過敏性腸症候群（IBS）（改訂第 2 版）』と齟齬がないように作成することとした．
　［作成基本方針］
・本診療ガイドラインは，『Minds 診療ガイドライン作成マニュアル 2020』を参考に作成した．
・GRADE システムの基本概念を取り入れて，総体としてのエビデンスの質の評価を行った．
　［重要臨床課題］
・『便通異常症診療ガイドライン 2023—慢性下痢症』における主な重要臨床課題として，①慢性下痢症の定義，診断基準，分類を明らかにすること，②慢性下痢症の診断に有用な検査法を明らかにすること，③本ガイドラインで定義した慢性下痢症（狭義）の疫学，病態生理，内科的治療を明らかにすることに決定した．

2）CQ，FRQ，BQ の作成と文献検索

スコープでの重要臨床課題を中心として，CQ，FRQ，BQ の作成を行った．
・『便通異常症診療ガイドライン 2023—慢性下痢症』として，CQ 10 件，FRQ 15 件，BQ 2 件の計 27 件のクエスチョンが決定した．完成したクエスチョンは，定義，分類，診断基準関係が 4 件（CQ 2 件，FRQ 1 件，BQ 1 件），診断検査関係が 5 件（CQ 3 件，FRQ 1 件，BQ 1 件），疫学関係が 3 件（CQ 2 件，FRQ 1 件），病態生理関係が 4 件（CQ 1 件，FRQ 3 件），治療関係が 11 件（CQ 2 件，FRQ 9 件）となった．

3）推奨文（回答文），解説の作成，推奨の強さの決定

・CQ に関しては，「推奨文」，「解説」を作成し，推奨の強さは作成委員会での Delphi 法による審議により決定した．BQ，FRQ に関しては，「回答文」，「解説」を作成した．なお，推奨や提案を決定するほどにはエビデンスが十分でない CQ に関しては，推奨度をつけない方針とした．
・完成したガイドライン案は評価委員会の評価を受けたうえで修正を加えた後，協力学会である日本消化器病学会，日本消化器内視鏡学会，日本大腸肛門病学会の評価を受け，加筆・修正を行った．さらに，日本消化管学会会員に公開し，パブリックコメントを求め，その結果に関する議論を経て本ガイドラインが完成した．

4）『便通異常症診療ガイドライン 2023—慢性下痢症』における用語解説と作成方針
・慢性下痢症
「下痢」は状態名とした．「下痢」の状態から日常生活に支障をきたし，検査，食事・生活指導

または薬物治療が必要な病態を疾患として「下痢症」とした．すなわち，慢性下痢症の分類において疾患名には，語尾に「症」をつけることとした．たとえば，functional diarrhea は，「機能性下痢」または「機能性下痢症」の2とおりに和訳されている現状があるが，明確に疾患名であることを示すために本ガイドラインでは「機能性下痢症」とした．

・慢性下痢症（狭義）

機能性下痢症を日常臨床に即して拡大解釈したものを「狭義」の慢性下痢症と定義した．この診断基準は Rome IV にて定義される機能性下痢症に準拠するが，Rome IV 基準の慢性の定義として「6ヵ月以上前から始まり最近3ヵ月間はそれぞれの基準を満たしている」は，本邦における日常診療に必ずしも適していないと考えられるため，日常診療においては4週間以上とした．さらに，機能性下痢症と下痢型過敏性腸症候群は連続したスペクトラムと考えられる疾患であり，本ガイドラインが一般臨床医を対象としていることから日常診療の多様性を考慮して，慢性下痢が主症状であれば腹痛などの随伴症状は問わないとした（参照：慢性下痢症 CQ1-1）．

・作成方針

慢性下痢症には，様々な原因に起因する二次性の慢性下痢症が多く含まれる．一次性の慢性下痢症（狭義）が占める割合はそれほど多くない．したがって，定義・診断基準・分類および診断検査については慢性下痢症全体に対して，一方，疫学，病態生理および治療については慢性下痢症（狭義）を対象として作成した．

おわりに

本ガイドラインの作成にあたり，お力添えをいただきました樋口和秀前理事長，永原章仁理事長，春日井邦夫前ガイドライン委員長，片岡洋望ガイドライン委員長に深謝申し上げます．また，常に温かくガイドラインの作成をサポートしてくださいました作成副委員長の眞部紀明先生をはじめ，貴重な時間を割いて文献収集，システマティックレビュー，評価，解説文作成など様々な役割にご尽力くださいました作成委員の先生方，さらには中島淳先生をはじめ，要所にて大変重要なご指摘をしてくださった評価委員の先生方に深謝申し上げます．コロナ禍で，対面での会議ができない困難な局面のなか，作成委員および評価委員の先生方の献身的なご協力のお陰で，本ガイドラインを完成させることができました．最後に，事務的な仕事が円滑に進むよう一貫してご助力をいただきました日本消化管学会事務局と南江堂のみなさんに深謝申し上げます．

2023年5月吉日

日本消化管学会・便通異常症診療ガイドライン作成委員長

伊原　栄吉

『便通異常症診療ガイドライン 2023―慢性下痢症』の作成方法

1. エビデンス収集

　CQ と FRQ についてはキーワードを抽出して，日本医学図書館協会の協力を得て，医学文献検索専門家による文献検索を行って学術論文を収集した．データベースは，英語論文は PubMed，日本語論文は医学中央雑誌を用いた．CQ と FRQ については，1983 年 1 月 1 日から 2021 年 9 月末を文献検索の対象期間とした．また，検索期間外についても重要かつ新しいエビデンスについてはハンドサーチにより適宜追加し，検索期間外として掲載した．各キーワードおよび検索式は，日本消化管学会ホームページに掲載する予定である．なお，BQ については，すべてハンドサーチにより文献検索を行った．収集した論文のうち，ヒトに対して行われた臨床研究を採用し，動物実験に関する論文は原則として除外した．患者データに基づかない専門家個人の意見は参考にしたが，エビデンスとしては用いなかった．

2. エビデンス総体の評価方法

1) 各論文の評価：構造化抄録の作成

　各論文に対して，研究デザイン[1]（表 1）を含め，論文情報を要約した構造化抄録を作成した．さらに RCT や観察研究に対して，Minds 診療ガイドライン作成マニュアル 2020 ver. 3.0 のチェックリストを参考にしてバイアスのリスクを判定した[2]（表 2）．総体としてのエビデンス評価は，GRADE（The Grading of Recommendations Assessment, Development and Evaluation）アプローチ[3~22] の考え方を参考にして評価し，CQ 各項目に対する総体としてのエビデンスの質を決定し表記した（表 3）．

2) アウトカムごと，研究デザインごとの蓄積された複数論文の総合評価

（1）初期評価：各研究デザイン群の評価
- メタ群，ランダム群＝「初期評価 A」
- 非ランダム群，コホート群，ケースコントロール群，横断群＝「初期評価 C」
- ケースシリーズ群＝「初期評価 D」

表 1　研究デザイン

各文献へは下記 9 種類の「研究デザイン」を付記した．
(1) メタ（システマティックレビュー /RCT のメタアナリシス）
(2) ランダム（ランダム化比較試験）
(3) 非ランダム（非ランダム化比較試験）
(4) コホート（分析疫学的研究（コホート研究））
(5) ケースコントロール（分析疫学的研究（症例対照研究））
(6) 横断（分析疫学的研究（横断研究））
(7) ケースシリーズ（記述研究（症例報告やケース・シリーズ））
(8) ガイドライン（診療ガイドライン）
(9) （記載なし）（患者データに基づかない，専門委員会や専門家個人の意見は，参考にしたが，エビデンスとしては用いないこととした）

表2　バイアスリスク評価項目

選択バイアス	(1) ランダム系列生成 ・患者の割付がランダム化されているかについて，詳細に記載されているか
	(2) コンシールメント ・患者を組み入れる担当者に，組み入れる患者の隠蔽化がなされているか
実行バイアス	(3) 盲検化 ・被験者は盲検化されているか，ケア供給者は盲検化されているか
検出バイアス	(4) 盲検化 ・アウトカム評価者は盲検化されているか
症例減少バイアス	(5) ITT 解析 ・ITT 解析の原則を掲げて，追跡からの脱落者に対してその原則を遵守しているか
	(6) アウトカム報告バイアス ・それぞれの主アウトカムに対するデータが完全に報告されているか（解析における採用および除外データを含めて）
	(7) その他のバイアス ・選択アウトカム報告・研究計画書に記載されているにもかかわらず，報告されていないアウトカムがないか ・早期試験中止・利益があったとして，試験を早期中止していないか ・その他のバイアス

表3　エビデンスの質

A：質の高いエビデンス（High）
真の効果がその効果推定値に近似していると確信できる．

B：中程度の質のエビデンス（Moderate）
効果の推定値が中程度信頼できる．
真の効果は，効果の効果推定値におおよそ近いが，それが実質的に異なる可能性もある．

C：質の低いエビデンス（Low）
効果推定値に対する信頼は限定的である．
真の効果は，効果の推定値と，実質的に異なるかもしれない．

D：非常に質の低いエビデンス（Very Low）
効果推定値がほとんど信頼できない．
真の効果は，効果の推定値と実質的におおよそ異なりそうである．

(2) エビデンスの確実性（強さ）を下げる要因の有無の評価
・研究の質にバイアスリスクがある
・結果に非一貫性がある
・エビデンスの非直接性がある
・データが不精確である
・出版バイアスの可能性が高い
(3) エビデンスの確実性（強さ）を上げる要因の有無の評価
・大きな効果があり，交絡因子がない
・用量–反応勾配がある
・可能性のある交絡因子が，真の効果をより弱めている
(4) 総合評価：最終的なエビデンスの質「A，B，C，D」を評価判定した．

3) エビデンスの質の定義方法

エビデンスの確実性（強さ）は海外と日本で別の記載とせずに１つとした．またエビデンスは

複数文献を統合・作成したエビデンス総体 (body of evidence) とし，表 3 の A〜D で表記した.

4) メタアナリシス
システマティックレビューを行い，必要に応じてメタアナリシスを引用し，本文中に記載した.

3. 推奨の強さの決定
以上の作業によって得られた結果をもとに，治療の推奨文章の案を作成提示した. 次に推奨の強さを決めるために作成委員によるコンセンサス形成を図った.

推奨の強さは，①エビデンスの確実性 (強さ)，②患者の希望，③益と害，④コスト評価，の 4 項目を評価項目とした. コンセンサス形成方法は Delphi 変法，nominal group technique (NGT) 法に準じて投票を用い，70% 以上の賛成をもって決定とした. 1 回目で結論が集約できないときは，各結果を公表し，日本の医療状況を加味して協議のうえ，投票を繰り返した. 作成委員会はこの集計結果を総合して評価し，表 4 に示す推奨の強さを決定し，本文中の囲み内に明瞭に表記した.

推奨の強さは「強：強い推奨」，「弱：弱い推奨」の 2 通りであるが，「強く推奨する」や「弱く推奨する」という文言は馴染まないため，下記のとおり表記した. 投票結果を「合意率」として推奨の強さの次に括弧書きで記載した.

表 4　推奨の強さ

推奨度	
強 (強い推奨)	"実施する" ことを推奨する "実施しない" ことを推奨する
弱 (弱い推奨)	"実施する" ことを提案する "実施しない" ことを提案する

4. 本ガイドラインの対象
1) 利用対象：一般臨床医
2) 診療対象：成人の患者を対象とした. 小児は対象外とした.

5. 改訂について
『便通異常症診療ガイドライン 2023─慢性下痢症』は，今後も日本消化管学会ガイドライン委員会を中心に継続的な改訂を予定している.

6. 作成費用について
本ガイドラインの作成はすべて日本消化管学会が費用を負担しており，他企業からの資金提供はない.

7. 利益相反について
1) 日本消化管学会では，ガイドライン委員・ガイドライン作成委員・評価委員と企業との経済的な関係につき，各委員から利益相反状況の申告を得た (詳細は「利益相反 (COI) に関する開

示」に記す).

2）本ガイドラインでは，利益相反への対応として，関連する協力学会の参加によって意見の偏りを防ぎ，さらに作成委員による投票によって公平性を担保するように努めた．また，出版前のパブリックコメントを学会員から受け付けることで幅広い意見を収集した．

8. ガイドライン普及と活用促進のための工夫

1）フローチャートを提示して，利用者の利便性を高めた.

2）書籍として出版するとともに，日本消化管学会ホームページにインターネット掲載を行う予定である.

■引用文献

1) 福井次矢，山口直人（監修）．Minds 診療ガイドライン作成の手引き 2014，医学書院，2014.
2) Minds 診療ガイドライン作成委員会．Minds 診療ガイドライン作成マニュアル 2020 ver. 3.0，公益財団法人日本医療機能評価機構 EBM 医療情報部，2021.
3) 相原守夫．診療ガイドラインのための GRADE システム，第 3 版，中外医学社，2018.
4) Grading quality of evidence and strength of recommendations. BMJ 2004; **328**: 1490.
5) Guyatt GH, Oxman AD, Vist GE, et al. GRADE: an emerging consensus on rating quality of evidence and strength of recommendations. BMJ 2008; **336**: 924-926.
6) Guyatt GH, Oxman AD, Kunz R, et al. What is "quality of evidence" and why is it important to clinicians? BMJ 2008; **336**: 995-998.
7) Guyatt GH, Oxman AD, Kunz R, et al. Going from evidence to recommendations. BMJ 2008; **336**: 1049-1051.
8) Schunemann HJ, Oxman AD, Brozek J, et al. Grading quality of evidence and strength of recommendations for diagnostic tests and strategies. BMJ 2008; **336**: 1106-1110.
9) Guyatt GH, Oxman AD, Kunz R, et al. Incorporating considerations of resources use into grading recommendations. BMJ 2008; **336**: 1170-1173.
10) Jaeschke R, Guyatt GH, Dellinger P, et al. Use of GRADE grid to reach decisions on clinical practice guidelines when consensus is elusive. BMJ 2008; **337**: a744.
11) Guyatt G, Oxman AD, Akl EA, et al. GRADE guidelines: 1. Introduction-GRADE evidence profiles and summary of findings tables. J Clin Epidemiol 2011; **64**: 383-394.
12) Guyatt GH, Oxman AD, Kunz R, et al. GRADE guidelines: 2. Framing the question and deciding on important outcomes. J Clin Epidemiol 2011; **64**: 395-400.
13) Balshem H, Helfand M, Schunemann HJ, et al. GRADE guidelines: 3. Rating the quality of evidence. J Clin Epidemiol 2011; **64**: 401-406.
14) Guyatt GH, Oxman AD, Vist G, et al. GRADE guidelines: 4. Rating the quality of evidence--study limitations (risk of bias). J Clin Epidemiol 2011; **64**: 407-415.
15) Guyatt GH, Oxman AD, Montori V, et al. GRADE guidelines: 5. Rating the quality of evidence--publication bias. J Clin Epidemiol 2011; **64**: 1277-1282.
16) Guyatt GH, Oxman AD, Kunz R, et al. GRADE guidelines 6. Rating the quality of evidence--imprecision. J Clin Epidemiol 2011; **64**: 1283-1293.
17) Guyatt GH, Oxman AD, Kunz R, et al. GRADE guidelines: 7. Rating the quality of evidence--inconsistency. J Clin Epidemiol 2011; **64**: 1294-1302.
18) Guyatt GH, Oxman AD, Kunz R, et al. GRADE guidelines: 8. Rating the quality of evidence--indirectness. J Clin Epidemiol 2011; **64**: 1303-1310.
19) Guyatt GH, Oxman AD, Sultan S, et al. GRADE guidelines: 9. Rating up the quality of evidence. J Clin Epidemiol 2011; **64**: 1311-1316.
20) Brunetti M, Shemilt I, Pregno S, et al. GRADE guidelines: 10. Considering resource use and rating the quality of economic evidence. J Clin Epidemiol 2013; **66**: 140-150.
21) Guyatt G, Oxman AD, Sultan S, et al. GRADE guidelines: 11. Making an overall rating of confidence in effect estimates for a single outcome and for all outcomes. J Clin Epidemiol 2013; **66**: 151-157.
22) Guyatt GH, Oxman AD, Santesso N, et al. GRADE guidelines: 12. Preparing summary of findings tables-binary outcomes. J Clin Epidemiol 2013; **66**: 158-172.

利益相反（COI）に関する開示

日本消化管学会では，ガイドライン委員会・ガイドライン委員と特定企業との経済的な関係につき，下記の項目について，各委員から利益相反状況の申告を得た.
便通異常症診療ガイドライン作成．評価委員・作成協力者には診療ガイドライン対象疾患に関連する企業との経済的な関係につき，下記の項目について，各委員，協力者から利益相反状況の申告を得た.
申告された企業名を示す（対象期間は 2020 年 1 月 1 日から 2022 年 12 月 31 日）．企業名は 2023 年 6 月現在の名称とした.
すべての申告事項に該当がない委員については，表末尾に記載した.

A. 自己申告者自身の申告事項
1. 企業や営利を目的とした団体の役員，顧問職の有無と報酬額
2. 株の保有と，その株式から得られる利益（最近 1 年間の本株式による利益）
3. 企業や営利を目的とした団体から特許権使用料として支払われた報酬
4. 企業や営利を目的とした企業や団体より，会議の出席（発表）に対し，研究者を拘束した時間・労力に対して支払われた日当（講演料など）
5. 企業や営利を目的とした団体がパンフレットなどの執筆に対して支払った原稿料
6. 企業や営利を目的とした団体が提供する研究費
7. 企業や営利を目的とした団体が提供する奨学（奨励）寄付金
8. 企業等が提供する寄付講座
9. その他の報酬（研究，教育，診療とは直接無関係な，旅行，贈答品など
B. 申告者の配偶者，一親等内の親族，または収入・財産を共有する者の申告事項
1. 企業や営利を目的とした団体の役員，顧問職の有無と報酬額
2. 株の保有と，その株式から得られる利益（最近 1 年間の本株式による利益）
3. 企業や営利を目的とした団体から特許権使用料として支払われた報酬

所属	氏名	A1	A2	A3	A4	A5	A6	A7
		A8	A9	B1	B2	B3	−	−
ガイドライン委員会*	片岡洋望				大塚製薬，武田薬品工業		アッヴィ，グラクソ・スミスクライン，ヤンセンファーマ	エーザイ，大塚製薬，とびしまこどもクリニック
		−	−	−		−		
ガイドライン委員会*／評価委員	春日井邦夫				EA ファーマ，大塚製薬，三和化学研究所，武田薬品工業		EA ファーマ	武田薬品工業
		−	−	−		−		
ガイドライン委員会	小池智幸				アストラゼネカ，大塚製薬，武田薬品工業		富士フイルム	大塚製薬，第一三共，武田薬品工業
		−	−	−		−		
ガイドライン委員会	竹内洋司	−	−	−	オリンパス	−	−	−
ガイドライン委員会	長沼 誠				EA ファーマ，JIMRO，アッヴィ，杏林製薬，ギリアド・サイエンシズ，武田薬品工業，田辺三菱製薬，ファイザー，持田製薬，ヤンセンファーマ		持田製薬	アッヴィ，杏林製薬，田辺三菱製薬
		−	−	−		−		
ガイドライン委員会	二神生爾				ヴィアトリス製薬，武田薬品工業，持田製薬		−	−
		−	−	−		−		
ガイドライン委員会	水野秀城	−	−	−	大塚製薬，武田薬品工業	−	−	−
		−	−	−		−		
小部会*	伊原栄吉	−	−	−	武田薬品工業	−	−	−
		医療法人社団誠和会，大賀薬局，大塚製薬工場，小野薬品工業，三和化学研究所，誠和会，テルモ，ファンケル，富士フイルムメディカル，ミヤリサン製薬	−	−	−	−		

所属	氏名	A1	A2	A3	A4	A5	A6	A7
		A8	A9	B1	B2	B3	-	-
小部会**	眞部紀明	-	-	-	EA ファーマ, アステラス製薬, アストラゼネカ, 大塚製薬, 武田薬品工業, ツムラ, 持田製薬	-	-	-
		-	-	-	-	-	-	-
小部会	大久保秀則	-	-	-	-	-	あすか製薬	-
		-	-	-	-	-	-	-
小部会	沢田明也	-	-	-	-	-	-	ブリストル・マイヤーズ スクイブ
		-	-	-	-	-	-	-
小部会	髙木智久	-	-	-	田辺三菱製薬, 東和薬品, 持田製薬, ヤンセンファーマ	-	富士フイルム	-
		-	-	-	-	-	-	-
小部会	富田寿彦	-	-	-	EA ファーマ, アステラス製薬, ヴィアトリス製薬, ブリストル・マイヤーズ スクイブ, 持田製薬	-	-	-
		-	-	-	-	-	-	-
小部会	正岡建洋	-	-	-	EA ファーマ	-	-	-
		-	-	-	-	-	-	-
評価委員	中島 淳	-	-	-	EA ファーマ, アステラス製薬, 興和創薬, 大正製薬, ビオフェルミン製薬, マイラン EPD, 持田製薬	EA ファーマ, ビオフェルミン製薬, 持田製薬	あすか製薬, アステラス製薬, ギリアド・サイエンシズ, ビオフェルミン製薬, マイラン EPD, 持田製薬	EA ファーマ, 持田製薬
		-	-	-	-	-	-	-
評価委員	福土 審	-	-	-	EA ファーマ, アステラス製薬, マイラン EPD	-	ゼスプリ, ツムラ, ビオフェルミン製薬	-
		-	-	-	-	-	-	-
評価委員	藤原靖弘	-	-	-	EA ファーマ, アステラス製薬, アストラゼネカ, 第一三共, 武田薬品工業	-	-	EA ファーマ
		-	-	-	-	-	-	-
評価委員	三輪洋人	-	-	-	EA ファーマ, アステラス製薬, アストラゼネカ, ヴィアトリス製薬, ゼリア新薬工業, 武田薬品工業, マイラン EPD, 持田製薬	-	アステラス製薬	大塚製薬, 小野薬品工業, 第一三共, 大鵬薬品工業, 武田薬品工業, 中外製薬, 日本イーライリリー, 持田製薬
		-	-	-	-	-	-	-

法人表記は省略. 五十音順
*：委員長, **：副委員長

下記の委員については申告事項なし
ガイドライン委員会：磯本 一, 小笠原尚高（兼 小部会）, 加藤智弘, 鶴岡ななえ, 穂苅量太（兼 小部会）
小部会：荻野治栄, 柿本一城, 金澤 素, 河原秀次郎, 草野 央, 栗林志行, 高野正太, 野明俊裕, 北條麻理子, 町田智彦, 三澤 昇, 三島義之, 矢島 浩, 山本さゆり, 山脇博士
評価委員：安部達也, 荒木靖三, 神谷 武, 鳥居 明, 中田浩二
SR 協力者：鎌田和浩, 田中義将, 保坂浩子

組織としての利益相反

日本消化管学会の事業活動における資金（寄付金等）提供を受けた企業を記載する（対象期間は 2020 年 1 月 1 日〜 2022 年 12 月 31 日）.

1. 共催セミナー

AI メディカルサービス（2 件 /310 万），EA ファーマ（8 件 /806 万），JIMRO（3 件 /272 万），アイビーテック（1 件 /30 万），旭化成ファーマ（1 件 /6 万），あすか製薬（1 件 /250 万），アステラス製薬（12 件 /919 万），アストラゼネカ（8 件 /328.2 万），アッヴィ（9 件 /322 万），ヴィアトリス製薬（1 件 /250 万），エーザイ（1 件 /6 万），エム・シー・ヘルスケア（1 件 /32.4 万），大塚製薬（5 件 /267 万），大塚製薬工場（2 件 /36 万），オリンパス（5 件 /362 万），オリンパスマーケティング（3 件 /33 万），カネカメディックス（1 件 /250 万），ガリバー（1 件 /10 万），キヤノンメディカルシステムズ（1 件 /21.6 万），杏林製薬（1 件 /6 万），ギリアド・サイエンシズ（1 件 /10.8 万），クラシエ薬品（3 件 /34.2 万），グローバル・リンク・マネジメント（1 件 /30 万），コヴィディエンジャパン（2 件 /40 万），塩野義製薬（1 件 /150 万），ジョンソン・エンド・ジョンソン（1 件 /20 万），スターメディカル（2 件 /60 万），ゼリア新薬工業（2 件 /250 万），第一三共（3 件 /500 万），大正製薬（1 件 /125 万），大鵬薬品工業（4 件 /820 万），武田薬品工業（14 件 /1,690 万），田辺三菱製薬（10 件 /308 万），中外製薬（1 件 /6 万），ツムラ（8 件 /801.2 万），テルモ（2 件 /60 万），デンカ生研（1 件 /10 万），東亜新薬（3 件 /90 万），日本化薬（2 件 /210.8 万），日本光電工業（1 件 /10.8 万），日本シグマックス（1 件 /30 万），日本製薬（2 件 /16.8 万），ノーベルファーマ（1 件 /6 万），パソネット（1 件 /30 万），ビオフェルミン製薬（4 件 /635 万），ファイザー（2 件 /450 万），富士フイルム（1 件 /75 万），富士フイルム富山化学（1 件 /27 万），富士フイルムメディカル（8 件 /875 万），ボストン・サイエンティフィック・ジャパン（1 件 /30 万），マイラン EPD（2 件 /500 万），宮野医療器（1 件 /10.8 万），ミヤリサン製薬（4 件 /750 万），持田製薬（8 件 /438.2 万），ヤンセンファーマ（8 件 /280.5 万），レイシスソフトウエアーサービス（1 件 /30 万）

2. 賛助会員

EA ファーマ（3 件 /60 万），JIMRO（3 件 /60 万），あすか製薬（1 件 /20 万），アステラス製薬（3 件 /30 万），アストラゼネカ（3 件 /120 万），天野エンザイム（1 件 /10 万），大塚製薬（3 件 /120 万），カイゲンファーマ（3 件 /60 万），三和化学研究所（3 件 /30 万），サーモフィッシャーダイアグノスティックス（3 件 /30 万），ゼリア新薬工業（3 件 /60 万），第一三共（3 件 /60 万），田辺三菱製薬（3 件 /120 万），ツムラ（3 件 /120 万），日医工（3 件 /30 万），日本化薬（3 件 /30 万），富士フイルムメディカル（3 件 /120 万），マイラン EPD（3 件 /60 万），ヤクルト本社（3 件 /30 万），ヤンセンファーマ（3 件 /30 万）

法人表記は省略. 五十音順

目　次

フローチャート 1

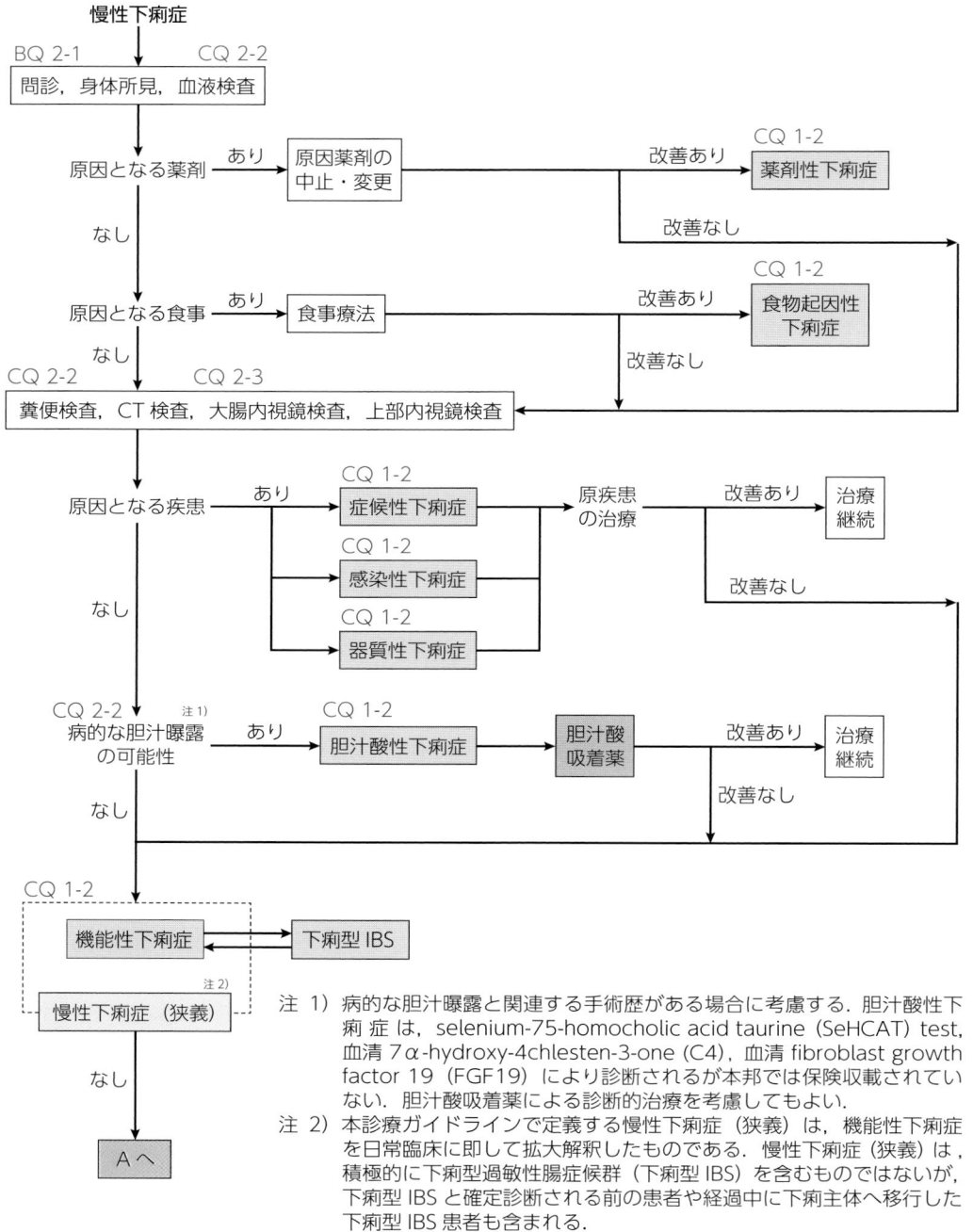

注 1) 病的な胆汁曝露と関連する手術歴がある場合に考慮する．胆汁酸性下痢症は，selenium-75-homocholic acid taurine (SeHCAT) test，血清 7α-hydroxy-4chlesten-3-one (C4)，血清 fibroblast growth factor 19（FGF19）により診断されるが本邦では保険収載されていない．胆汁酸吸着薬による診断的治療を考慮してもよい．

注 2) 本診療ガイドラインで定義する慢性下痢症（狭義）は，機能性下痢症を日常臨床に即して拡大解釈したものである．慢性下痢症（狭義）は，積極的に下痢型過敏性腸症候群（下痢型 IBS）を含むものではないが，下痢型 IBS と確定診断される前の患者や経過中に下痢主体へ移行した下痢型 IBS 患者も含まれる．

フローチャート2

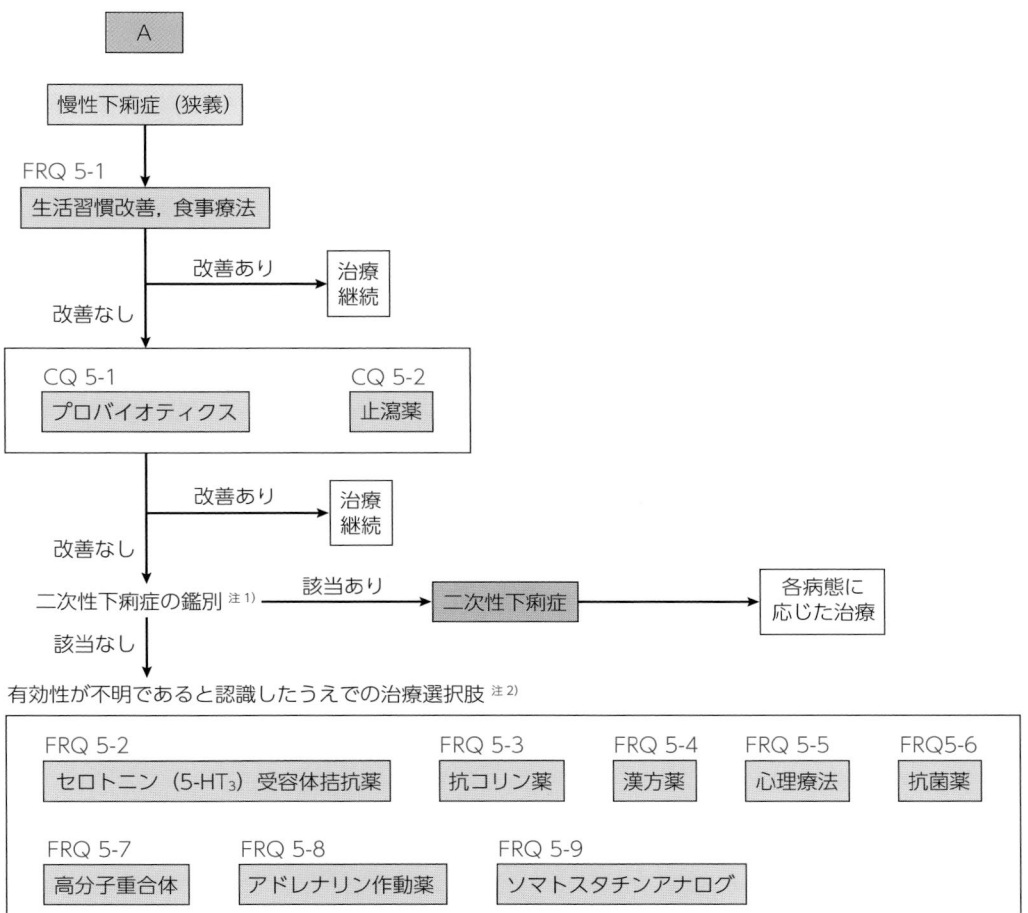

```
        ┌─────┐
        │  A  │
        └─────┘
           │
    ┌──────────────┐
    │ 慢性下痢症（狭義）│
    └──────────────┘
           │
    FRQ 5-1
    ┌──────────────────┐
    │ 生活習慣改善，食事療法 │
    └──────────────────┘
           │      改善あり    ┌────┐
           │  ──────────→   │治療 │
           │                │継続 │
       改善なし              └────┘
           │
    ┌─────────────────────────────────┐
    │ CQ 5-1              CQ 5-2       │
    │ ┌────────────┐      ┌──────┐    │
    │ │プロバイオティクス│      │ 止瀉薬 │    │
    │ └────────────┘      └──────┘    │
    └─────────────────────────────────┘
           │
           │      改善あり    ┌────┐
           │  ──────────→   │治療 │
           │                │継続 │
       改善なし              └────┘
           │
    二次性下痢症の鑑別 注1)   該当あり   ┌──────────┐          ┌──────────┐
           │         ──────────→  │ 二次性下痢症 │  ──────→  │各病態に    │
       該当なし                    └──────────┘          │応じた治療  │
           │                                            └──────────┘
```

有効性が不明であると認識したうえでの治療選択肢 注2)

FRQ 5-2	FRQ 5-3	FRQ 5-4	FRQ 5-5	FRQ5-6
セロトニン（5-HT$_3$）受容体拮抗薬	抗コリン薬	漢方薬	心理療法	抗菌薬

FRQ 5-7	FRQ 5-8	FRQ 5-9
高分子重合体	アドレナリン作動薬	ソマトスタチンアナログ

注1）二次性下痢症として，薬剤性，食物起因性，症候性，感染性，器質性，胆汁酸性を鑑別する．
注2）治療経過中，症状の改善がない場合，二次性下痢症の鑑別を再検討する．

略語一覧

5-HT	5-hydroxytryptamine	セロトニン
AQP	aquaporin	アクアポリン
BSFS	Bristol Stool Form Scale	ブリストル便形状スケール
CBC	complete blood cell count	全血球計算
CI	confidence interval	信頼区間
CRP	C reactive protein	C反応性蛋白
FGF19	fibroblast growth factor 19	
FODMAP	fermentable, oligosaccharides, disaccharides, monosaccharides, and polyols	
GFD	gluten-free diet	グルテンフリー食
GSRS	Gastrointestinal Symptom Rating Scale	
HUS	hemolytic uremic syndrome	
IBD	inflammatory bowel disease	炎症性腸疾患
IBS	irritable bowel syndrome	過敏性腸症候群
IL	interleukin	インターロイキン
PPI	proton pump inhibitor	プロトンポンプ阻害薬
QOL	quality of life	生活の質
RCT	randomized controlled trial	ランダム化比較試験
SeHCAT test	selenium-75-homocholic acid taurine test	
SERT	serotonin transporter	セロトニントランスポーター
SIBO	small intestinal bacterial overgrowth	小腸内細菌異常増殖
SSRI	selective serotonin reuptake inhibitors	セロトニン再取り込み阻害薬
TNF	tumor necrosis factor	腫瘍崩壊因子
TREM-1	triggering receptor expressed on myeloid cells 1	
VIP	vasoactive intestinal peptide	

第1章
定義・分類・診断基準

CQ 1-1

下痢はどのように定義されるか？　また慢性下痢症はどのように定義されるか？

推　奨
●下痢は「便形状が軟便あるいは水様便，かつ排便回数が増加する状態」と定義される．
●慢性下痢症は「4 週間以上持続または反復する下痢のために日常生活に様々な支障をきたした病態」と定義される．
【推奨の強さ：―（推奨なし），エビデンスレベル：**B**】

▌解説▐

　下痢と慢性下痢症の世界共通の定義は存在しない．海外文献では，下痢は「便形状の変化が軟便あるいは水様便である，かつ排便回数が増加する状態」とされ，慢性下痢は，「4 週間以上，下痢が持続または反復している状態」と定義されている[1~7]．これまでしばしば便重量 200 g/日以上を "科学的な" 下痢の定義とされてきた．これは便重量平均が 100 g/日であることから，95%CI を考慮して 200 g/日をカットオフ値としたものであった．しかしながら，高繊維食を摂取するヒトは正常便であっても 300 g/日を超えることがあること，便重量 200 g/日以上のヒトの 20% 程度が正常便であったことから，現在は定義としては推奨されない[8]．便形状に関しては Bristol Stool Form Scale（BSFS）が用いられる（BQ 1-1 参照）[3]．正常排便回数は 2~3 回/日から 3 回/週とされ[8]，下痢の定義として排便回数が増加した状態は 3 回/日以上と定義されている[5~7]．ただし，排便回数は個々の食習慣によって大きく変化するものであり，個々で認める正常回数よりも増加した場合に排便回数の増加と定義する考え方もある[5]．一方，慢性の期間について，急性下痢の原因として最も多い腸管感染症は，通常 1 週間，長くても 4 週間で改善することから，慢性の期間について 4 週間以上と定義されている[2]．

　慢性下痢症は「便形状の変化が軟便あるいは水様便である，かつ排便回数が増加する状態」が 4 週間以上持続または反復することによって，頻回の排便，便意切迫感，便失禁，腹痛などの症状[6]から，学業，就労，睡眠といった日常生活に支障をきたす症状をきたし，検査，食事・生活指導または薬物治療が必要な病態である．また，内臓感覚鈍麻や認知症などが理由でたとえ自覚症状を訴えなくても，下痢が慢性的に続くことによって，脱水や電解質異常などの合併症を引き起こすことで日常生活に支障をきたした病態でもある．以上の背景より，慢性下痢症を「4 週間以上持続または反復する下痢のために日常生活に様々な支障をきたした病態」と定義した．

　慢性下痢症をきたす代表的な機能性消化管疾患は機能性下痢症である[9]．本ガイドラインでは機能性下痢症を日常臨床に即して拡大解釈したものを「狭義」の慢性下痢症と定義した．この診断基準は Rome Ⅳ にて定義される機能性下痢症に準拠するが，Rome Ⅳ 基準の慢性の定義とされている「6ヵ月以上前から始まり最近 3ヵ月間はそれぞれの基準を満たしている」は，本邦における日常診療に必ずしも適していないと考えられるため，日常診療においては 4 週間以上とした．さらに機能性下痢症と下痢型過敏性腸症候群（下痢型 IBS）は連続したスペクトラムと考えら

れる疾患であり，日常診療の多様性を考慮して，慢性下痢が主症状であれば腹痛などの随伴症状は問わないとした（BQ 1-1，CQ 1-2 参照）.

■ 文献 ■

1) Fernandez-Banares F, Accarino A, Balboa A, et al. Chronic diarrhoea: definition, classification and diagnosis. Gastroenterol Hepatol 2016; **39**: 535-559
2) Schiller LR, Pardi DS, Sellin JH. Chronic diarrhea: diagnosis and management. Clin Gastroenterol Hepatol 2017; **15**: 182-193. e3（ガイドライン）
3) Arasaradnam RP, Brown S, Forbes A, et al. Guidelines for the investigation of chronic diarrhoea in adults: British Society of Gastroenterology, 3rd edition. Gut 2018; **67**: 1380-1399（ガイドライン）
4) American Gastroenterological A. AGA clinical practice guidelines on the laboratory evaluation of functional diarrhea and diarrhea-predominant irritable bowel syndrome in adults (IBS-D): patient summary. Gastroenterology 2019; **157**: 856-857（ガイドライン）
5) Chu C, Rotondo-Trivette S, Michail S, et al. Chronic diarrhea. Curr Probl Pediatr Adolesc Health Care 2020; **50**: 100841
6) Hammer HF. Management of chronic diarrhea in primary care: the gastroenterologists' advice. Dig Dis 2021; **39**: 615-621
7) Descoteaux-Friday GJ, Shrimanker I. Chronic Diarrhea. StatPearls Publishing, Treasure Island (FL), 2022
8) Schiller LR, Pardi DS, Spiller R, et al. Gastro 2013 APDW/WCOG Shanghai working party report: chronic diarrhea: definition, classification, diagnosis. J Gastroenterol Hepatol 2014; **29**: 6-25（ガイドライン）
9) Lacy BE, Mearin F, Chang L, et al. Bowel disorders. Gastroenterology 2016; **150**: 1393-1407（Rome Ⅳ）（ガイドライン）

慢性下痢症はどのように分類されるか？

推　奨
●慢性下痢症は，①薬剤性下痢症，②食物起因性下痢症，③症候性（全身疾患性）下痢症，④感染性下痢症，⑤器質性下痢症（炎症性や腫瘍性），⑥胆汁酸性下痢症，⑦機能性下痢症，⑧下痢型過敏性腸症候群（下痢型 IBS）の 8 つに分類される. 【推奨の強さ：―（推奨なし），エビデンスレベル：C】

■ 解説 ■

　慢性下痢症の分類は，一般的に便形状や病態，病因に基づいて行われる．便性状による分類では，病態を加味して水様性下痢（浸透圧性，分泌性），脂肪性下痢（吸収不良性，消化不良性），血性・膿性下痢（炎症性下痢）に分類されることが多く，鑑別を行ううえで重要な分類になる（表1）[1,2]．しかし，便検査を行わなければ分類することができないことや，すべての症例にあてはまるわけではないこと，疾患によっては重複することもあることから[1,2]，非専門医にとって全体像がつかみにくい．

　AGA（American Gastroenterological Association）における慢性下痢症ガイドラインでは，診断に則してカテゴリー化されている[3]．診察・問診（症状，生活歴，既往歴）から，薬剤性，食物起因性，症候性（全身疾患性），感染性，機能性下痢症・下痢型過敏性腸症候群（下痢型 IBS）などのカテゴリーが鑑別としてあげ，治療を行っても症状の改善が得られないものに対してはさらなる検査が行われる[3]．血液，生理学的検査，便検査，培養検査，さらには CT・内視鏡などの画像検査などの，各種検査によって，症候性，感染性，器質性（炎症性腸疾患，セリアック病，悪性腫瘍など），胆汁酸性下痢，などのカテゴリーが鑑別としてあげられていく[4~8]．それでも下痢の原因が特定できない場合は，機能性下痢症または下痢型 IBS と診断される．

　本ガイドラインが専門医のみならず非専門医の日常診療にも役立つ診療ガイドラインの作成を目的としていることや日常診療において鑑別疾患の全体像を把握することが重要であることから，本ガイドラインでは慢性下痢症を病因に基づいて分け，①薬剤性下痢症，②食物起因性下痢症，③症候性（全身疾患性）下痢症，④感染性下痢症，⑤器質性下痢症（炎症性や腫瘍性），⑥胆汁酸性下痢症，⑦機能性下痢症，⑧下痢型 IBS の 8 つに分類した（図1）．そのなかで，胆汁酸性下痢症は病態に応じて 3 つの型に分類される．1 型は回腸機能障害性（二次性）で，回腸病変のあるクローン病や回腸切除後などの回腸遠位部での胆汁酸再吸収障害により胆汁酸が大腸に異常流出することが原因と考えられている．2 型は特発性（原発性）で，原因は不明であるが（胆汁酸トランスポーターに遺伝的異常はない），胆汁酸合成における負のフィードバック（fibroblast growth factor 19：FGF19）の制御障害に起因すると思われる胆汁酸の過剰産生の可能性が考えられている．3 型はその他の疾患で，胆嚢摘出術後，迷走神経切除後，セリアック病，細菌の過剰繁殖，膵臓機能不全（慢性膵炎，嚢胞性線維症）などがあげられ，小腸運動の変化，胆汁酸サイクルの変化，回腸内容物の組成変化が関与していると考えられている[9]．

　なお，本ガイドラインで定義した「狭義」の慢性下痢症は，機能性下痢症と下痢型 IBS が連続

表1 慢性下痢の便性状による分類

水様性	
浸透圧性	
薬剤性	浸透圧性下剤（Mg，SO_4，PO_4 など）
難吸収性糖類，アルコール	ダイエット食品・飲料・ガム（ソルビトール，マンニトールなど） 酵素欠損症（乳糖，スクラーゼなど）
分泌性	
薬剤性	刺激性下剤，抗菌薬など
小腸内細菌異常増殖（SIBO）	
炎症性	炎症性腸疾患の一部，collagenous colitis，lymphocytic colitis
全身性	血管炎など
腫瘍性	カルチノイド，ガストリノーマ，甲状腺髄様癌，VIPoma など
内分泌性	副腎不全，甲状腺機能亢進症，mastocytosis など
胆汁酸吸収不全	回腸術後，胆嚢摘出後，特発性
感染症	ジアルジア，クリプトスポリジウムなど
脂肪性	
消化不良	十二指腸内胆汁塩濃度低下（肝硬変，胆管閉塞，回腸切除など） 膵外分泌能低下（慢性膵炎，膵嚢胞線維症，胆管閉塞など）
吸収不良	セリアック病，tropical sprue，ジアルジア，ウィップル病，慢性腸間膜虚血など 短腸症候群 SIBO（糖尿病，強皮症，腸管術後など） リンパ管閉塞
血性・膿性（炎症性）	
炎症性腸疾患	潰瘍性大腸炎，クローン病
悪性腫瘍	大腸癌，悪性リンパ腫など
放射線性腸炎	
mastocytosis	
感染症	*Clostridioides difficile*，サイトメガロウイルス，赤痢アメーバ，腸結核，エルシニアなど
虚血性腸炎，憩室炎	

(Schiller LR. Am J Gastroenterol 2018; 113: 660-669 [1]，Sandhu DK, Surawicz C. Curr Gastroenterol Rep 2012; 14: 421-427 [2] より作成)

したスペクトラムと考えられる疾患であること，機能性消化管疾患で規定される学術的な「慢性」の定義は日常診療に即さないことから，機能性下痢症を拡大解釈したものである．そのため，慢性下痢症（狭義）は，積極的に下痢型過敏性腸症候群を含むものではないが，下痢型 IBS と確定診断される前の患者や経過中に下痢主体へ移行した下痢型 IBS 患者も含まれる．(CQ 1-1，BQ 1-1 参照)．

　最後に，高齢化社会を迎えた本邦では高齢者のポリファーマシーが問題となっている．約700以上の薬剤が下痢と関与しており，実に有害事象の約7%に相当する [1]．日常診療における慢性下痢症の診断において薬剤性下痢症を鑑別することが重要であり，代表的な下痢と関連のある薬剤を表2に記載した [7]．多くの薬剤は中止によって速やかに下痢症状は改善するが，対処が遅れると重篤化することもあり適切な医療面接が大切である．また，便失禁は，慢性下痢症の重要な鑑別疾患であるため，こちらも念頭に置いておく必要がある．

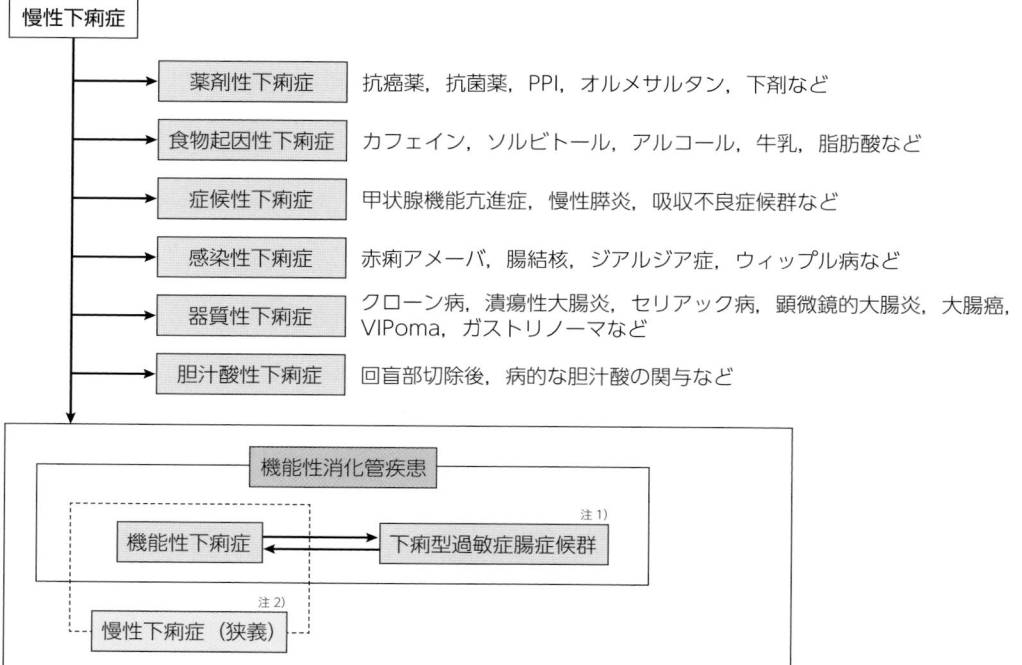

図1　慢性下痢症の分類

注1）2つの疾患は連続したスペクトラムと考えられる疾患である.
注2）本ガイドラインで定義する慢性下痢症（狭義）は，機能性下痢症を日常臨床に即して拡大解釈したものである. すなわち，慢性下痢症のなかで器質的疾患など他の原因によるものが除外され，慢性下痢を主症状とする場合，腹痛の有無は問わず慢性下痢症（狭義）と診断する. そのため，慢性下痢症（狭義）は，積極的に下痢型過敏性腸症候群（下痢型IBS）を含むものではないが，下痢型IBSと確定診断される前の患者や経過中に下痢主体へ移行した下痢型IBS患者も含まれる.

文献

1）Schiller LR. Evaluation of chronic diarrhea and irritable bowel syndrome with diarrhea in adults in the era of precision medicine. Am J Gastroenterol 2018; **113**: 660-669

2）Sandhu DK, Surawicz C. Update on chronic diarrhea: a run-through for the clinician. Curr Gastroenterol Rep 2012; **14**: 421-427

3）Schiller LR, Pardi DS, Sellin JH. Chronic diarrhea: diagnosis and management. Clin Gastroenterol Hepatol 2017; **15**: 182-193. e3（ガイドライン）

4）Burgers K, Lindberg B, Bevis ZJ. Chronic diarrhea in adults: evaluation and differential diagnosis. Am Fam Physician 2020; **101**: 472-480

5）Smalley W, Falck-Ytter C, Carrasco-Labra A, et al. AGA clinical practice guidelines on the laboratory evaluation of functional diarrhea and diarrhea-predominant irritable bowel syndrome in adults (IBS-D). Gastroenterology 2019; **157**: 851-854（ガイドライン）

6）Raman M. Testing for chronic diarrhea. Adv Clin Chem 2017; 79: 199-244

7）宮谷　博. 消化管症候群（第3版）―その他の消化管疾患を含めて―空腸，回腸，盲腸，結腸，直腸（下）. 慢性下痢症. 日本臨牀（別冊），p.406-410，2020

8）穂苅　量，三浦　総. 機能性消化管障害（FGID）―診断と治療の進歩―代表的疾患の診療の現況と将来展望 機能性下痢や機能性便秘へのアプローチ. 診断特にIBSとの鑑別，一般的治療法. 日本内科学会雑誌 2013; **102**: 77-82

9）Barkun AL, Gould M, Pluta H, et al. Bile acid malabsorption in chronic diarrhea: pathophysiology and treatment. Can J Gastroentero 2013; **27**: 653-659

表2 下痢と関連のある薬剤一覧

カテゴリー	薬剤	機序
抗がん薬	イリノテカン，シタラビン，メトトレキサート，フルオロウラシルなど	分泌亢進，腸内細菌増殖／偽膜性腸炎，小腸大腸炎，蛋白漏出
免疫チェックポイント阻害薬	ニボルマブ，イピリムマブなど	小腸大腸炎
抗菌薬	全般	分泌亢進（短鎖脂肪酸の減少），腸内細菌増殖／偽膜性腸炎，出血性腸炎，蛋白漏出
	ペニシリン系	浸透圧性（糖質吸収阻害）
	マクロライド系	蠕動亢進
	テトラサイクリン系，アミノグリコシド系，ポリペプチド系	吸収不良
抗炎症薬	NSAIDs	分泌亢進，腸内細菌増殖／偽膜性腸炎，膠原線維性大腸炎，小腸大腸炎，蛋白漏出
	5-アミノサリチル酸	分泌亢進（アレルギー）
免疫抑制薬	シクロスポリンなど	腸内細菌増殖／偽膜性腸炎，小腸大腸炎
	コルヒチン	分泌亢進，蠕動亢進，吸収不良
酸分泌抑制薬	PPI，P-CAB	浸透圧性（腸内細菌叢破壊），膠原線維性大腸炎
	H₂ブロッカー	リンパ球性大腸炎
抗潰瘍薬	ミソプロストール	蠕動亢進，吸収不良，分泌亢進
下剤	ポリエチレングリコール，マグネシウム塩，ラクツロース	浸透圧性
	ヒマシ油	蠕動亢進，分泌亢進
	アントラキノン系下剤，大黄を含む漢方薬，センノシド	蠕動亢進，分泌亢進
	ジフェニール系下剤	蠕動亢進
	上皮機能変容薬（ルビプロストン，リナクロチドなど）	分泌亢進
消化管運動促進薬	モサプリド，ドンペリドン，メトクロプラミド，パントテン酸，イトプリド，ワゴスチグミン	蠕動亢進
セロトニン再取り込み阻害薬（SSRI）	パロキセチン，セルトラリンなど	蠕動亢進
降圧薬	オルメサルタン	吸収不良（小腸絨毛萎縮）
高脂血症治療薬	シンバスタチン	リンパ球性大腸炎，蛋白漏出
血糖降下薬	α-GI阻害薬	浸透圧性（糖吸収阻害）
	ビグアナイド系（メトホルミン）	分泌亢進，吸収不良
ジギタリス製剤	ジゴキシン，ジギトキシンなど	分泌亢進
抗血小板薬	チクロピジン	分泌亢進，蠕動亢進，リンパ球性大腸炎，蛋白漏出
排尿障害改善薬	シロドシン	蠕動亢進（小腸のα1A受容体遮断）
漢方生薬	山梔子を含む漢方薬（加味逍遙散，黄連解毒湯など）	吸収不良（腸間膜静脈硬化症）
経腸栄養剤		浸透圧性，乳糖不耐，蛋白アレルギー，細菌増殖

(Burgers K, et al. Am Fam Physician 2020; 101: 472-480 [4)]，宮谷　博．消化管症候群（第3版）―その他の消化管疾患を含めて―空腸，回腸，盲腸，結腸，直腸（下）．日本臨牀（別冊），p.406-410，2020 [7)] より作成)

BQ 1-1

慢性下痢症の診断基準は何か？

回　答

● 慢性下痢症の診断基準は，「軟便あるいは水様便が 4 週間以上持続または反復している病態」である．

■ 解説 ■

　これまで本邦では慢性下痢症の診療ガイドラインが確立されていなかったため，統一された明確な慢性下痢症の診断基準は存在しなかった．そこで，本ガイドラインでは「慢性下痢症」の診断基準を作成した（表 1）．すなわち，4 週間以上持続または反復する軟便または水様便を認める病態を指す．排便頻度の増加のみでは下痢とは表現しない．これは 2016 年に発表された Rome Ⅳ による「機能性下痢症」の診断基準[1] ならびに 2018 年に英国消化器病学会[2] あるいは 2019 年に米国消化器病学会（AGA）[3] から発表された慢性下痢症診療ガイドラインの診断基準に準拠している．

　上記の慢性下痢症診療ガイドライン[2,3] では，慢性下痢症の診断基準を便形状の変化として軟便または水様便が 4 週間以上持続している状態と定義している．持続期間を 4 週間以上としたのは，感染性急性下痢症の可能性を否定することを意味する．加えて，基礎疾患と治療薬の有無，血性下痢，体重減少や貧血などの警告症状，炎症性腸疾患または大腸癌の家族歴，下痢症の好発地域への渡航歴などについて聴取し，必要な鑑別診断を考慮するべきである[3,4]．一方，Rome Ⅳ 基準では，「機能性下痢症」を 6 ヵ月以上前から症状があり，最近 3 ヵ月間は排便の 25%以上が軟便あるいは水様便で，顕著な腹痛あるいはつらい腹部膨満感を伴わない状態と定義している[1]．すなわち，機能性下痢症の診断基準として，腹痛を主症状とする下痢型過敏性腸症候群（下痢型 IBS）を除外しているが，機能性下痢症は下痢型 IBS と連続したスペクトラムと考えられている[1] ため，実際の日常臨床で用いる慢性下痢症の診断基準としては，この両者の連続スペクトラム性を捉えておく．

　以上より，本ガイドラインでは慢性下痢症の診断基準を「軟便あるいは水様便が 4 週間以上持続または反復している病態」とした．さらに，多くの患者は便性状の変化（軟便または水様性の便）を説明する際に，排便の緊急性または便の頻度を用いて表現するが，下痢を評価するためには頻度ではなく異常な便の形状を把握する必要があるため，慢性便秘症の診断基準と同様に，便状を Bristol Stool Form Scale（BSFS）で定義した．腹痛の有無は問わないこととした．

　本ガイドラインでは，慢性下痢症のなかで器質的疾患などの他の原因によるものが除外され，排便の 25%以上が軟便あるいは水様便で慢性下痢を主症状とする場合，腹痛の有無は問わず「狭義」の慢性下痢症と診断する（主に機能性消化管疾患としての機能性下痢症を示すものであるが，日常診療に即して慢性の期間は 4 週間以上である．慢性下痢症（狭義）は，積極的に下痢型 IBS を含むものではないが，下痢型 IBS と確定診断される前の患者や経過中に下痢主体へ移行した下痢型 IBS 患者も含まれる）．

表1　本ガイドラインによる慢性下痢症の診断基準

> 診断基準
> 1．便形状の変化が軟便あるいは水様便（BSFS 6 or 7）である
> 2．その変化は4週間以上持続または反復している
> 3．器質的疾患など他の原因によるものが除外され，排便の25%以上が軟便あるいは水様便で慢性下痢を主症状とする場合，腹痛の有無は問わず「狭義」の慢性下痢症と診断する

文献

1) Lacy BE, Mearin F, Chang L, et al. Bowel disorders. Gastroenterology 2016; **150**: 1393-1407（Rome Ⅳ）（ガイドライン）
2) Arasaradnam RP, Brown S, Forbes A, et al. Guidelines for the investigation of chronic diarrhoea in adults: British Society of Gastroenterology, 3rd edition. Gut 2018; **67**: 1380-1399（ガイドライン）
3) Smalley W, Falck-Ytter C, Carrasco-Labra A, et al. AGA clinical practice guidelines on the laboratory evaluation of functional diarrhea and diarrhea-predominant irritable bowel syndrome in adults (IBS-D). Gastroenterology 2019; **157**: 851-854（ガイドライン）
4) Schiller LR, Pardi DS, Sellin JH. Chronic diarrhea: diagnosis and management. Clin Gastroenterol Hepatol 2017; **15**: 182-193. e3（ガイドライン）

FRQ 1-1

難治性慢性下痢症はどのように定義されるか？

回　答

● 難治性慢性下痢症を厳密に定義した報告はなく，今後の検討課題である.

解説

　止瀉薬などの一般の下痢治療抵抗例のなかには，炎症性腸疾患のほか，神経内分泌疾患や種々感染症，胆汁酸吸収不全，microscopic colitis などが含まれる[1,2]（CQ 1-2 参照）．そのため，慢性下痢を呈する患者は，問診，身体診察，採血，内視鏡検査（生検含む），画像検査，微生物検査などによって可能な限りの原因究明を行うことが望ましい．検査によって診断がつけば，疾患特異的な治療が開始されるため，難治の定義は疾患ごとに異なると考えられる.

　これらの検討では説明できない慢性下痢症は機能性消化管疾患の診断カテゴリーに分類され，なかでも下痢型過敏性腸症候群（下痢型 IBS）と機能性下痢症が主な疾患であるが，両者は表現型が異なる連続した病態とみなされている[3,4]．一般的な治療に対する不応例や十分な治療にもかかわらず反復する慢性下痢症が，「難治性慢性下痢症」に該当すると思われるが，機能性消化管疾患における難治性の評価は極めて主観的にならざるを得ない．IBS においては腹痛を主体とした自覚症状ならびに QOL に基づいた重症度の指標がよく用いられており，重症になるにつれ心理的な要因が強く関与し，多剤服用または集学的な治療が要求され難治の傾向にある[5~7]．conventional な治療が効果不十分な症例に対しては中枢神経系作動薬あるいは心理社会的アプローチを含めた個別化治療の必要性があると考えられている[8]．一方で，慢性下痢を呈するが腹痛が主症状でない機能性下痢症の重症度や難治性に関する報告はほとんどない．後述の治療の CQ でも触れるが，現在のところ機能性下痢症に対する体系的な治療法は十分確立されておらず，食事指導（フルクトース，ソルビトール，カフェイン，乳糖，アルコール，高繊維食などの制限）以外ではロペラミドが頻用され，polycarbophil calcium，クロニジン，コレスチラミン，5-HT$_3$拮抗薬の有用性の報告もある[2,9]．難治性機能性下痢症に対してソマトスタチンアナログが効果的との報告もあるが，小規模なパイロット研究でありエビデンスに乏しい[10]．今後，機能性下痢症に対する特異的な治療法の確立と，難治に関連する因子の検討に期待したい．ただ，実臨床では疾患の活動性だけでなく，患者側の要因（併存疾患，治療嗜好性，経済的因子，地域性など）や医療者側の要因（知識や経験の不足，偏った治療薬選択，患者とのコミュニケーション不足など）も治療抵抗性にかかわるため注意が必要である[8,11].

文献

1) Schiller LR. Evaluation of chronic diarrhea and irritable bowel syndrome with diarrhea in adults in the era of precision medicine. Am J Gastroenterol 2018; **113**: 660-669
2) Schiller LR, Pardi DS, Sellin JH. Chronic diarrhea: diagnosis and management. Clin Gastroenterol Hepatol 2017; **15**: 182-193. e3（ガイドライン）
3) Lacy BE, Mearin F, Chang L, et al. Bowel disorders. Gastroenterology 2016; **150**: 1393-1407（Rome Ⅳ）（ガイドライン）
4) Singh P, Lee HN, Rangan V, et al. Similarities in clinical and psychosocial characteristics of functional diarrhea and irritable bowel syndrome with diarrhea. Clin Gastroenterol Hepatol 2020; **18**: 399-405.e1（コホー

ト）

5）Harris LA, Heitkemper MM. Practical considerations for recognizing and managing severe irritable bowel syndrome. Gastroenterol Nurs 2012; **35**: 12-21; quiz 22-23

6）Lembo A, Ameen VZ, Drossman DA. Irritable bowel syndrome: toward an understanding of severity. Clin Gastroenterol Hepatol 2005; **3**: 717-725

7）Drossman DA, Chang L, Bellamy N, et al. Severity in irritable bowel syndrome: a Rome foundation working team report. Am J Gastroenterol 2011; **106**: 1749-1759; quiz 1760

8）Chang L. How to approach a patient with difficult-to-treat IBS. Gastroenterology 2021; **161**: 1092-1098.e3

9）Poortmans P, Kindt S. Diagnostic approach to chronic diarrhoea and recent insights in treatment of functional diarrhoea including irritable bowel syndrome. Acta Gastroenterol Belg 2020; **83**: 461-474

10）Bisschops R, De Ruyter V, Demolin G, et al. Lanreotide autogel in the treatment of idiopathic refractory diarrhea: results of an exploratory, controlled, before and after, open-label, multicenter, prospective clinical trial. Clin Ther 2016; **38**: 1902-1911.e2（非ランダム）

11）Drossman DA. Functional gastrointestinal disorders: history, pathophysiology, clinical features, and Rome Ⅳ. Gastroenterology 2016; **150**: 1262-1279.e2（ガイドライン）

第2章
診断検査

FRQ 2-1

慢性下痢症の診療に有用な問診票は何か？

回 答

● 現時点で慢性下痢症に特化して，本邦での有用性が確立された問診票は存在しない．

解説

消化器症状全般の定量的な問診票としては Gastrointestinal Symptom Rating Scale（GSRS）[1] や出雲スケール[2] などが知られている．

下痢症状を評価する問診票として多くの問診票が考案されているが，その多くは下痢型過敏性腸症候群（下痢型 IBS）が及ぼす生活の質への影響[3] や急性腸炎などの他の疾患，抗菌薬，抗癌剤治療に起因する二次性の下痢症[4] を評価する問診票である．

機能性消化管疾患全般に対する問診票のひとつのコンポーネントとして下痢症状が評価されているものもあるが，下痢症状について特異的に評価する問診票は今回の検討では 1 件のみであった[5]．

問診票はその国の言語を用いて評価が行われる．そのため，英語に代表される他の言語で考案された問診票を自国で用いるにあたり，直訳するのみではなく，その validation，すなわち妥当性の評価が必要になってくる[6]．ここでいう validation とは逆翻訳しても元言語のバージョンと同様に訳されるかという言語的な validation と対象疾患の診断，評価能力が元言語のバージョンと同等であるかという医学的な validation の双方である．その意味では前述の下痢症状に関する問診票は 1995 年に発表されているが，その後，日本語版の樹立，評価はなされていない．

今後，慢性下痢症の診療の質の向上を図るために新たな日本語の問診票の作成，もしくは海外で作成されたものの翻訳，さらにはそれらの妥当性の評価を行ったうえで使用されることが期待される．

文献

1) Svedlund J, Sjödin I, Dotevall G. GSRS-a clinical rating scale for gastrointestinal symptoms in patients with irritable bowel syndrome and peptic ulcer disease. Dig Dis Sci 1988; **33**: 129-134（コホート）
2) 古田賢司，石原俊治，佐藤秀一，ほか．消化器症状を有する患者の QOL 評価のための問診票「出雲スケール」の作成とその検証．日本消化器病学会雑誌 2009; **106**: 1478-1487（コホート）
3) Roalfe AK, Roberts LM, Wilson S. Evaluation of the Birmingham IBS symptom questionnaire. BMC Gastroenterol 2008; **8**: 30（コホート）
4) Keefe DM, Elting LS, Nguyen HT, et al. Risk and outcomes of chemotherapy-induced diarrhea (CID) among patients with colorectal cancer receiving multi-cycle chemotherapy. Cancer Chemother Pharmacolr 2014; **74**: 675-680（コホート）
5) Mertz HR, Beck CK, Dixon W, et al. Validation of a new measure of diarrhea. Dig Dis Sci 1995; **40**: 1873-1882（コホート）
6) Rahman MM, Ghoshal UC, Rowshon AH, et al. Translation and validation of enhanced Asian Rome Ⅲ questionnaires in Bengali language for diagnosis of functional gastrointestinal disorders. J Neurogastroenterol Motil 2015; **21**: 83-92（コホート）

BQ 2-1

慢性下痢症の診療に有用な身体診察は何か？

回答

● 慢性下痢症の診療において原因疾患の鑑別を行うことは不可欠であり，有用な身体診察は，全身状態・皮膚の診察，頭頸部の診察，腹部・肛門の診察および便の観察などである．

解説

　慢性下痢症の診療における特定の身体診察の有用性に対する検討は少なく，現状では十分なエビデンスをもとにした評価は困難であるが，日常診療において腹部症状に加えて身体所見に注目することで，幅広い検査項目から鑑別診断に適切な検査を行うことにつながる[1]．

　症状，病歴などの慎重な問診（FRQ 2-1 参照）に引き続き身体診察を行う．まずは全身状態を把握する．血圧低下や頻脈，尿量低下など脱水の所見があれば，補液などの対症療法を行う．体重減少を伴うほどの低栄養があれば，吸収不良や悪性疾患を考慮する．慢性的な下痢症状は全身性疾患に起因する可能性があるため，頭頸部や四肢などの消化管外の徴候にも留意する[2]．また，血便，体重減少など警告徴候（CQ 2-1 参照）を認める場合は器質的疾患を念頭に置いて診察する[3]．腹部所見からは筋性防御・腹部腫瘤の有無などから重症度や器質的疾患を考える．

　Rome Ⅳ基準を満たし，警告徴候や身体診察に異常を認めない症例は過敏性腸症候群（IBS）の診断的中率が高かった報告があり，慢性下痢症の診療には問診に加え身体診察を加えることは有用であると提案できる．英国のガイドラインでも機能性腸疾患の症状を有し，身体診察やスクリーニング検査が正常だと IBS の診断が可能であるとされている[3]．以下に慢性下痢症の診療において有用な身体診察のまとめを示す．

1. 全身状態・皮膚

　全身的な栄養状態や脱水の有無を確認する．栄養障害が強ければ小腸の吸収不良症候群や蛋白漏出性胃腸症を考える．体重減少や全身のリンパ節腫脹が確認されれば慢性感染症や悪性腫瘍を考える．結節性紅斑や壊疽性膿皮症などの典型的な皮膚症状があれば炎症性腸疾患を疑う．

2. 頭頸部

　顔面蒼白や眼瞼結膜の貧血様所見から慢性貧血の有無を確認する．眼球突出などの眼症状に発汗や頻脈を認めれば甲状腺疾患を確認する．顔面の紅潮や発汗，頻脈を認めれば，カルチノイド腫瘍を推測する．口腔の観察にて脱水の程度を確認し，ビタミン B_{12}，葉酸の吸収障害あるいは鉄欠乏による舌炎の有無を確認する．

3. 腹部・肛門

　仰臥位で手術瘢痕を確認する．腹部膨隆，腸蠕動音・血管雑音，腹部腫瘤や腹水の有無，圧痛・反跳痛の有無などの所見を確認する．そして，血便を認めるようであれば直腸指診を行う．また，直腸指診時に肛門周囲膿瘍，腫瘍性病変，痔瘻の有無を確認する．また，肛門括約筋の

収縮を確認し直腸内の糞便塞栓の存在から溢流性便失禁（下痢・便秘）を除外する.

4. 便の観察（下痢便の性状）

　便性状を水様性，脂肪性，炎症性に分類することが推奨されている（CQ 1-2 参照）.　水様便であれば感染症による分泌性の下痢を疑い，脂肪便であれば小腸病変や膵外分泌機能を検討する.炎症性を疑う粘血便であれば炎症性腸疾患を検討する.　慢性下痢症の原因疾患は多岐にわたるため，検査前に下痢を分類し診断を絞り込むことが有用であると報告されている[4].

█ 文献 █

1) DuPont HL. Persistent diarrhea: a clinical review. JAMA 2016; **315**: 2712-2723
2) Schiller LR, Pardi DS, Spiller R, et al. Gastro 2013; APDW/WCOG Shanghai working party report: chronic diarrhea: definition, classification, diagnosis. J Gastroenterol Hepatol 2014; **29**: 6-25（ガイドライン）
3) Arasaradnam RP, Brown S, Forbes A, et al. Guidelines for the investigation of chronic diarrhoea in adults: British Society of Gastroenterology, 3rd edition. Gut 2018; **67**: 1380-1399（ガイドライン）
4) Camilleri M, Sellin JH, Barrett KE. Pathophysiology, evaluation, and management of chronic watery diarrhea. Gastroenterology **2017**; 152: 515-532

CQ 2-1

慢性下痢症における警告症状・徴候は何か？　またその警告症状・徴候は有用か？

推　奨

●慢性下痢症の警告症状・徴候には，予期せぬ体重減少，夜間の下痢，最近の抗菌薬の服用，血便，大量・頻回の下痢，低栄養状態，炎症性腸疾患や大腸癌などの家族歴があげられる．しかしながら，その有用性は明らかでない．

【推奨の強さ：―（推奨なし），エビデンスレベル：**C**】

■ **解説** ■

　慢性下痢症の警告症状・徴候には，予期せぬ体重減少，夜間の下痢，最近の抗菌薬の服用，血便，大量の下痢，非常に多い排便回数，低栄養状態，炎症性腸疾患や大腸癌などの家族歴があげられる[1,2]．一般的に，このような警告症状・徴候がみられれば，さらに検査を進める必要があるが，これらの警告症状・徴候がみられない場合には，下痢症状を中心とした詳細な病歴聴取，身体診察，さらには最小限の検査を行いながら慢性下痢症の診療を進めていく[1]．

　これまで警告症状・徴候の有効性に関する検討は，過敏性腸症候群（IBS）で詳細に検討されている．他の大腸疾患を対照とした場合，症状ベースでのIBSの診断の特異度は75%程度と報告されているが[3~5]，警告症状・徴候をその診断に組み込むと，特異度は約90%にまで向上する[5]．しかしながら，警告症状・徴候が陽性の場合に器質的疾患が認められる可能性は10%未満と低く，警告症状・徴候を器質的疾患の除外診断に用いることは難しい[2]．

　以上のように症状聴取を主体とした機能性消化管疾患の診断能は一定しておらず，必ずしも他の疾患と区別できない可能性も指摘されている[4]．すなわち，慢性下痢症を含む機能性消化管疾患から器質的疾患を区別するために警告症状・徴候の確認が提案されているが，現時点でこれらの警告症状・徴候の有用性は明らかにされておらず，今後の検討が必要である[6]．

■ **文献** ■

1) Schiller LR, Pardi DS, Sellin JH. Chronic diarrhea: diagnosis and management. Clin Gastroenterol Hepatol 2017; **15**: 182-193. e3（ガイドライン）
2) Lacy BE, Mearin F, Chang L, et al. Bowel disorders. Gastroenterology 2016; **150**: 1393-1407（Rome Ⅳ）（ガイドライン）
3) Mearin F, Lacy BE. Diagnostic criteria in IBS: useful or not? Neurogastroenterol Motil 2012; **24**: 791-801
4) Jellema P, van der Windt DA, Schellevis FG, et al. Systematic review: accuracy of symptom-based criteria for diagnosis of irritable bowel syndrome in primary care. Aliment Pharmacol Ther 2009; **30**: 695-706（メタ）
5) Whitehead WE, Drossman DA. Validation of symptom-based diagnostic criteria for irritable bowel syndrome: a critical review. Am J Gastroenterol 2010; **105**: 814-820
6) Whitehead WE, Palsson OS, Feld AD, et al. Utility of red flag symptom exclusions in the diagnosis of irritable bowel syndrome. Aliment Pharmacol Ther 2006; **24**: 137-146（横断）

CQ 2-2

慢性下痢症の鑑別診断に有用な臨床検査（内視鏡以外）は何か？

推 奨

●慢性下痢症の鑑別診断に有用な臨床検査（内視鏡以外）には血液検査，糞便検査，画像検査がある．問診や身体診察から基礎疾患や病態を考察し，必要となる検査を個別に判断して実施することを推奨する．

【推奨の強さ：**強**（合意率 90％），エビデンスレベル：**A**】

解説

　慢性下痢症の診断において，まずはじめに重要となるのは問診と身体診察である[1]．詳細は CQ 2-1，BQ 2-1 に記載されているが，警告症状・徴候の有無，抗菌薬，糖尿病治療薬，胃酸分泌抑制薬などの服薬歴，糖尿病や甲状腺機能亢進症などの併存疾患，手術や放射線治療などの既往歴，食生活や飲酒歴，炎症性腸疾患や癌などの家族歴，海外渡航歴などから慢性下痢症の原因を考察し，個別の病態に応じて必要となる検査を優先的に行う（フローチャート 1 参照）．

　スクリーニングとしての血液検査では，全血球計算（complete blood cell count：CBC），電解質，CRP，アルブミン，尿素窒素などがある．吸収不良症候群では，鉄，ビタミン B_{12}，葉酸の欠乏による貧血や，低蛋白血症，低脂血症をきたしやすい．また甲状腺機能亢進症の鑑別には，甲状腺機能検査（遊離 T_3，遊離 T_4，TSH）を行う．海外ではセリアック病の有病率が高いため，抗トランスグルタミナーゼ抗体，抗エンドミシアル抗体の測定が勧められているが[2]，本邦における有病率は極めて低い[3]．

　病態に応じて適切な糞便検査を行うことは，疾患の鑑別に有用である[4,5]．抗菌薬使用歴がある患者では *Clostridioides difficile* 感染症を念頭に置く必要がある．また，細菌性腸炎を疑う患者に便培養，寄生虫疾患に糞便虫卵検査や直接鏡検法を検討する．便潜血検査は高齢者であれば主に腫瘍性疾患，若年者であれば炎症性腸疾患（inflammatory bowel disease：IBD）のスクリーニングとして用いられる．便中カルプロテクチン（および便中ラクトフェリン）は腸管の炎症を反映するマーカーであり，IBD において炎症と相関して上昇するため，過敏性腸症候群との鑑別に有用であることが報告されている（本邦では慢性下痢症に対する保険適用はない）[6,7]．

　腹部 CT 検査（および MRI 検査）は炎症性疾患や腫瘍性疾患における腸管の病変部位の同定に加え，腸管外病変の存在診断に用いる[1]．すなわち，膵臓の形態異常や石灰化は，慢性膵炎など膵疾患に伴う膵外分泌機能不全の存在を示唆する．また，まれではあるが神経内分泌腫瘍や，腹水を伴う好酸球性胃腸炎などの鑑別に有用となる．

　上記の諸検査や内視鏡検査において異常を認めない患者では，IBS あるいは機能性下痢症と診断されることが多いが，そのなかには胆汁酸性下痢症，膵外分泌機能不全，small intestinal bacterial overgrowth（SIBO）などの疾患が含まれていると考えられる[1,8,9]．それらの疾患に対する臨床検査は一般的ではないものが多く，実臨床においては各疾患を疑う場合に診断的治療が行われることもある（胆汁酸性下痢症に陰イオン交換樹脂，膵外分泌機能不全に高力価膵消化酵素薬，SIBO に抗菌薬を投与する，など）．しかしながら，診断的治療が無効であっても各疾患の存在を否定できるわけではなく，可能な範囲で適切な臨床検査を行い，正確な診断をつけることが

望ましい.

　下痢型 IBS と診断された患者のうち，約 30％に胆汁酸吸収障害を伴うことが報告されている[8]. 特に胆嚢摘出術，回腸末端や上部消化管の手術歴がある患者では，胆汁酸性下痢症の鑑別が必要となる. 診断には selenium-75-homocholic acid taurine（SeHCAT）test, 血清 7α-hydroxy-4-chlesten-3-one（C4），血清 fibroblast growth factor 19（FGF19）などがあるが，いずれも本邦では保険収載されていない[10]. そのため実臨床では，陰イオン交換樹脂の投与にて改善を認めれば，胆汁酸性下痢症と診断されている.

　慢性膵炎，膵癌および膵切除後などによる膵外分泌機能不全により，慢性下痢，脂肪便を認めることがある. 膵外分泌機能不全については「慢性膵炎ガイドライン 2021（改訂第 3 版）」にまとめられており，臨床徴候，血中や尿中の膵酵素，膵外分泌機能検査，画像検査にて診断される[11]. 現在，本邦では膵外分泌機能検査として BT-PABA 試験（PFD 試験）が保険収載されている.

　SIBO は小腸において腸内細菌が異常増殖した状態であり，消化管の運動障害，狭窄，慢性膵炎などにより生じる. 最近のメタアナリシスでは IBS 患者のうち約 30％に SIBO を認めると報告されている[9]. 診断は腸吸引液の定量培養や呼気試験により行われるが，実施できる施設は限られており，検査手法が統一されていないなど課題が残されている.

文献

1) Arasaradnam RP, Brown S, Forbes A, et al. Guidelines for the investigation of chronic diarrhoea in adults: British Society of Gastroenterology, 3rd edition. Gut 2018; **67**: 1380-1399（ガイドライン）

2) Lacy BE, Pimentel M, Brenner DM, et al. ACG clinical guideline: management of irritable bowel syndrome. Am J Gastroenterol 2021; **116**: 17-44（ガイドライン）

3) Fukunaga M, Ishimura N, Fukuyama C, et al. Celiac disease in non-clinical populations of Japan. J Gastroenterol 2018; **53**: 208-214（コホート）

4) Smalley W, Falck-Ytter C, Carrasco-Labra A, et al. AGA Clinical Practice Guidelines on the Laboratory Evaluation of Functional Diarrhea and Diarrhea-Predominant Irritable Bowel Syndrome in Adults (IBS-D). Gastroenterology 2019; **157**: 851-854（ガイドライン）

5) Carrasco-Labra A, Lytvyn L, Falck-Ytter Y, et al. AGA Technical Review on the Evaluation of Functional Diarrhea and Diarrhea-Predominant Irritable Bowel Syndrome in Adults (IBS-D). Gastroenterology 2019; **157**: 859-880（メタ）

6) Schoepfer AM, Trummler M, Seeholzer P, et al. Discriminating IBD from IBS: comparison of the test performance of fecal markers, blood leukocytes, CRP, and IBD antibodies. Inflamm Bowel Dis 2008; **14**: 32-39（ケースコントロール）

7) Menees SB, Powell C, Kurlander J, et al. A meta-analysis of the utility of C-reactive protein, erythrocyte sedimentation rate, fecal calprotectin, and fecal lactoferrin to exclude inflammatory bowel disease in adults with IBS. Am J Gastroenterol 2015; **110**: 444-454（メタ）

8) Wedlake L, A'Hern R, Russell D, et al. Systematic review: the prevalence of idiopathic bile acid malabsorption as diagnosed by SeHCAT scanning in patients with diarrhoea-predominant irritable bowel syndrome. Aliment Pharmacol Ther 2009; **30**: 707-717（メタ）

9) Shah A, Talley NJ, Jones M, et al. Small intestinal bacterial overgrowth in irritable bowel syndrome: a systematic review and meta-analysis of case-control studies. Am J Gastroenterol 2020; **115**: 190-201（メタ）

10) Sadowski DC, Camilleri M, Chey WD, et al. Canadian Association of Gastroenterology clinical practice guideline on the management of bile acid diarrhea. Clin Gastroenterol Hepatol 2020; **18**: 24-41（ガイドライン）

11) 日本消化器病学会（編）. 慢性膵炎診療ガイドライン 2021 改訂第 3 版. 南江堂, 東京, 2021（ガイドライン）

CQ 2-3

慢性下痢症の鑑別診断における内視鏡検査の意義は？

推 奨
●慢性下痢症に対する大腸内視鏡検査は器質的疾患との鑑別診断・除外診断において有用であるため推奨する. 【推奨の強さ：**強**（合意率 100%），エビデンスレベル：**A**】 ●内視鏡的に異常がない場合でもリスクを勘定してランダム生検を行うことを提案する. 【推奨の強さ：**弱**（合意率 77%），エビデンスレベル：**B**】

解説

　慢性下痢症に対する大腸内視鏡検査は器質的疾患との鑑別診断・除外診断において各種ガイドラインや総説でその有用性が検討され報告されている[1~7]．Rome Ⅳ基準に合致する慢性下痢患者のうち，17～28%で内視鏡検査あるいはランダム生検で異常所見を認め[8,9]，特に下痢型過敏性腸症候群（下痢型 IBS）との鑑別において，empiric therapy 抵抗例，警告徴候を有する患者，50歳以上では施行することが推奨されている[2,3,6,9]．一方，Rome 基準では，これらに該当しないような患者では基本的に内視鏡検査は不要とされるが[3]，そのような集団の 30.3%に器質的異常所見を認めたとの報告もあり注意が必要である[10]．さらに，一見して内視鏡的に異常所見がなくても，microscopic colitis（lymphocytic colitis，collagenous colitis）や好酸球性胃腸炎，アミロイドーシスなどの生検が診断に必須な疾患との鑑別のため，生検リスクを勘定して全大腸からのランダム生検を加えることが推奨されている[11]．他方で，異常所見のない回腸末端からのランダム生検は，慢性下痢症の鑑別診断にあまり有用ではないとの報告もある[12]．

　また，上部消化管内視鏡検査とその際に行う十二指腸生検によって，セリアック病，tropical sprue，好酸球性胃腸炎，クローン病，アミロイドーシスに加え，ジアルジアやウィップル病などの寄生虫や細菌感染の鑑別に有用な場合がある．さらに，十二指腸液の吸引採取が SIBO の除外に有用との報告やカプセル内視鏡の有用性を論じた報告もあるが，総じて大腸内視鏡検査とランダム生検ほどエビデンスレベルは高くはない[3,13,14]．

文献

1) Arasaradnam RP, Brown S, Forbes A, et al. Guidelines for the investigation of chronic diarrhoea in adults: British Society of Gastroenterology, 3rd edition. Gut 2018; **67**: 1380-1399（ガイドライン）
2) 日本消化器病学会（編）．機能性消化管疾患診療ガイドライン 2020—過敏性腸症候群（IBS）（改訂第 2 版），南江堂，東京，2020（ガイドライン）
3) Schiller LR, Pardi DS, Sellin JH. Chronic diarrhea: diagnosis and management. Clin Gastroenterol Hepatol 2017; **15:** 182-193. e3
4) Shah RJ, Fenoglio-Preiser C, Bleau BL, et al. Usefulness of colonoscopy with biopsy in the evaluation of patients with chronic diarrhea. Am J Gastroenterol 2001; **96**: 1091-1095（横断）
5) Moayyedi P, Andrews CN, MacQueen G, et al. Canadian Association of Gastroenterology clinical practice guideline for the management of irritable bowel syndrome (IBS). J Can Assoc Gastroenterol 2019; **2**: 6-29（ガイドライン）
6) Lacy BE, Mearin F, Chang L, et al. Bowel disorders. Gastroenterology 2016; **150**: 1393-1407（Rome Ⅳ）（ガイドライン）

7) Lacy BE, Pimentel M, Brenner DM, et al. ACG clinical guideline: management of irritable bowel syndrome. Am J Gastroenterol 2021; **116**: 17-44（ガイドライン）

8) Paudel MS, Mandal AK, Shrestha B, et al. Prevalence of organic colonic lesions by colonoscopy in patients fulfilling Rome Ⅳ criteria of irritable bowel syndrome. JNMA J Nepal Med Assoc 2018; **56**: 487-492（横断）

9) Asghar Z, Thoufeeq M, Kurien M, et al. Diagnostic yield of colonoscopy in patients with symptoms compatible with Rome Ⅳ functional bowel disorders. Clin Gastroenterol Hepatol 2022; **20**: 334-341.e3（横断）

10) H.-X. Gu, Y.-L. Zhang, F.-C. Zhi, et al. Organic colonic lesions in 3,332 patients with suspected irritable bowel syndrome and lacking warning signs, a retrospective case-control study. Int J Colorectal Dis 2011; **26**: 935-940（ケースコントロール）

11) Harewood GC, Olson JS, Mattek NC, et al. Colonic biopsy practice for evaluation of diarrhea in patients with normal endoscopic findings: results from a national endoscopic database. Gastrointest Endosc 2005; **61**: 371-375（横断）

12) Sayilir A, Kurt M, Kekilli M, et al. Diagnostic value of terminal ileum biopsy in chronic diarrhea with normal endoscopic appearance. J Dig Dis 2011; **12**: 188-192（横断）

13) Schiller LR, Pardi DS, Spiller R, et al. Gastro 2013 APDW/WCOG Shanghai working party report: chronic diarrhea: definition, classification, diagnosis. J Gastroenterol Hepatol 2014; **29**: 6-25（ガイドライン）

14) Poortmans P, Kindt S. Diagnostic approach to chronic diarrhoea and recent insights in treatment of functional diarrhoea including irritable bowel syndrome. Acta Gastroenterol Belg 2020; **83**: 461-474

第3章
疫学

慢性下痢症（狭義）の有病率はどれくらいか？

推奨
●日本人の慢性下痢症（狭義）の有病率はおよそ 3〜5％程度，男性に多い傾向があると推定される.
【推奨の強さ：―（推奨なし），エビデンスレベル：**B**】

解説

　海外の報告によれば4週間以上持続する慢性下痢症の有病率は1.0〜6.6％程度と報告されており，その病因は急性下痢症に比較して多様性に富んでいる[1〜4]．慢性下痢症の欧米における有病率は，人口や定義の違いにより評価が異なるが，Talleyらは腹痛を伴わない排便の回数が多いという定義を加えると，欧米の人口における慢性下痢症の有病率は4〜5％と報告しており，高齢者における慢性下痢症の有病率は7〜14％であると報告している[5]．

　本ガイドラインで定義した慢性下痢症（狭義）は主に機能性下痢症に相当する．Rome Ⅲ基準によれば，機能性消化管疾患のうち「C．機能性腸疾患」の「C4：機能性下痢症」に分類され，その診断基準は，「6ヵ月以上前から症状があり，直近3ヵ月間に排便の75％以上が軟便（泥状便）あるいは水様便で腹痛を認めない」と定義されている[6]．つまり，機能性下痢症は，腹痛や腹部不快感を伴わない軟便（泥状便）や水様便を特徴とする慢性的・持続的な症候群である．そして，Rome ⅢからRome Ⅳへの変更点として，腹痛および腹部膨満感が主症状ではないこと（すなわち下痢型過敏性腸症候群（下痢型IBS）の基準を満たさない），さらに，75％の便がゆるいという表現を25％以上に変更されている[7]．機能性下痢症の疫学に関する報告は少なく，その頻度は厳密には不明であるが，Rome Ⅱを用いた調査にて，腹痛または腹部不快感を伴わず，排便の75％以上が軟便（泥状便）あるいは水様便を満たした割合は1％に満たなかったと報告されている[8]．PalssonらはRome ⅢからRome Ⅳへの変更により，IBSの有病率は減少する一方で4人に1人以上がRome Ⅳ基準の機能性腸疾患を認め，機能性便秘症や機能性下痢症の有病率は増加すると報告している[9]．

　米国，カナダ，英国の成人を対象とした集団調査では，機能性下痢症は3.6〜5.3％であり，IBSが4.5〜4.7％（そのうち下痢型IBSが30.4〜40.0％）であった．機能性下痢症の有病率は35〜49歳の年齢層で最も高く，若年層および65歳以上の年齢層より有意に高かった．そして，機能性下痢症の発生率に性差は認めなかったと報告されている[9]．また，全世界33ヵ国を対象に行われたRome Ⅳ基準によるインターネット調査（$n=54,127$）では，全体の機能性下痢症の有病率は4.7％（95％CI 4.5〜4.9）であり，女性4.1％（3.8〜4.3），男性5.3％（5.1〜5.6）であった．本邦に限ると5.2％（4.3〜6.0）であった[10]．本研究は，人口基盤に基づいて無作為に抽出した多国籍同時調査研究であり，メタアナリシスなどとは異なる質の高さを有し，信頼性が高い情報である．しかし，これらの自己記入式の質問票を用いた調査では，セリアック病，消化管癌，炎症性腸疾患などを疑う疾患や既往歴から器質的疾患を除外しているが，医療機関を受診した患者を対象にしていないため，すべての器質的疾患を鑑別し切れているとはいえない．

　一方で，本邦におけるIBSの有病率は対象（一般人，検診受診者，インターネット調査など），

診断基準（Rome Ⅰ～Ⅲなど）によってばらつきはあるが，おおむね10～15％程度である[11～13]．Miwaらの2008年の報告によるとRome Ⅲ基準に基づくIBSの有病率は13.1％（1,309/10,000人）であった．29％が下痢型IBSに分類され，20歳代男性で最も高かった（7.2％）[13]．また，Rome Ⅳ基準に基づくインターネット調査（$n=54,127$）では，世界全体の下痢型IBSの有病率は1.2％（1.1～1.3）であり，女性1.3％（1.2～1.5），男性1.0％（0.9～1.1）であった[10]．Rome Ⅲ基準に比べRome Ⅳ基準を用いた場合，IBSの有病率が大幅に低下していたが，これは基準の変更によるものである[10]．2018～2019年に13,668名を対象としたアンケート調査で，Bristol Stool Form Scale（BSFS）の便形状（BSFSタイプ6または7）で定義された慢性下痢症の有病率が3.0％であったと報告がある[14]．この研究では，過去の下痢型IBSの研究報告同様に男性が慢性下痢症のリスクが高いことが示されている．一方で年齢と下痢の関係については若年であることが慢性下痢症の危険因子のひとつであるとした．しかし，米国では60歳以上の高齢者が慢性下痢症と正の相関を示したとの報告もあり[3]，年齢と有病率には一定した関係性は確立されていない．しかし，本邦からの報告は単施設またはインターネット調査による横断研究であり，医療機関で精査され診断にいたった真の慢性下痢症（狭義）の詳細な疫学調査結果は報告されていない．また，慢性下痢症（狭義）の研究に対するエビデンスは少なく，定義や対象により変化するため正確な評価は困難である．

■ 文献 ■

1) Fine KD, Schiller LR. AGA technical review on the evaluation and management of chronic diarrhea. Gastroenterology 1999; **116**: 1464-1486（ガイドライン）
2) Schiller LR. Chronic diarrhea. Gastroenterology 2004; **127**: 287-293
3) Singh P, Mitsuhashi S, Ballou S, et al. Demographic and Dietary Associations of Chronic Diarrhea in a Representative Sample of Adults in the United States. Am J Gastroenterol 2018; **113**: 593-600（横断）
4) Arasaradnam RP, Brown S, Forbes A, et al. Guidelines for the investigation of chronic diarrhoea in adults: British Society of Gastroenterology, 3rd edition. Gut 2018; **67**: 1380-1399（ガイドライン）
5) Talley NJ, Weaver AL, Zinsmeister AR, et al. Onset and disappearance of gastrointestinal symptoms and functional gastrointestinal disorders. Am J Epidemiol 1992; **136**: 165-177（横断）
6) Drossman DA, Corazziari E, Delvaux M, et al. Rome Ⅲ: The Functional Gastrointestinal Disorders, 3rd Ed, Degnon Associates, McLean, 2006（ガイドライン）
7) Lacy BE, Mearin F, Chang L, et al. Bowel disorders. Gastroenterology 2016; **150**: 1393-1407（Rome Ⅳ）（ガイドライン）
8) Mearin F, Roset M, Badía X, et al. Splitting irritable bowel syndrome: from original Rome to Rome Ⅱ criteria. Am J Gastroenterol 2004; **99**: 122-130（横断）
9) Palsson OS, Whitehead WE, Törnblom H, et al. Prevalence of Rome Ⅳ functional bowel disorders among adults in the United States, Canada, and the United Kingdom. Gastroenterology 2020; **158**: 1262-1273（横断）
10) Sperber AD, Bangdiwala SI, Drossman DA, et al. Worldwide prevalence and burden of functional gastrointestinal disorders, results of Rome foundation global study. Gastroenterology 2021; **160**: 99-114.e3（横断）
11) Kumano H, Kaiya H, Yoshiuchi K, et al. Comorbidity of irritable bowel syndrome, panic disorder, and agoraphobia in a Japanese representative sample. Am J Gastroenterol 2004; **99**: 370-376（横断）
12) Kanazawa M, Endo Y, Whitehead WE. Patients and nonconsulters with irritable bowel syndrome reporting a parental history of bowel problems have more impaired psychological distress. Dig Dis Sci 2004; **49**: 1046-1053（横断）
13) Miwa H. Prevalence of irritable bowel syndrome in Japan: internet survey using Rome Ⅲ criteria. Patient Prefer Adherence 2008; **2**: 143-147（横断）
14) Matsumoto Y, Nadatani Y, Otani K, et al. Prevalence and risk factor for chronic diarrhea in participants of a Japanese medical checkup. JGH Open 2021; **6**: 69-75（横断）

第3章 疫学

慢性下痢症（狭義）は QOL を低下させるか？

推　奨
●慢性下痢症（狭義）は QOL や労働生産性を低下させる可能性がある. 【推奨の強さ：―（推奨なし），エビデンスレベル：**D**】

解説

　本ガイドラインにおける慢性下痢症（狭義）は，主に機能性下痢症に相当する．機能性下痢症患者は下痢型過敏性腸症候群（下痢型 IBS）患者と比較して，腹痛や下痢の重症度は低いことが示されているにもかかわらず，機能性下痢症患者の 1/3 以上が不安を感じ，1/5 もの患者がうつ症状と睡眠障害を訴えたと報告されている[1]．

　また，米国の一般人口と IBS 患者を比較した検討では，健康関連 QOL の包括的尺度である SF-36 の全 8 項目において，IBS 患者の QOL が低いことが示されている[2]．また，米国からの population-based case control study では，SF-36 のなかで身体機能と身体的日常役割機能を除く 6 項目で，QOL が低下していることが示されている[3]．本邦においても IBS 患者で QOL が低下していることが示されている[4,5]．Kanazawa らの SF-36 を用いた検討では，身体機能を除く 7 項目で，IBS 患者の QOL が健常者に比して低いことが示されている[5]．興味深いことに，下痢型 IBS 患者では，うつ病患者と腸内細菌叢の変化が類似しているとの報告もあり，IBS 患者ではうつ病の有病率が増加していると報告されている[6]．

　慢性下痢症患者の労働生産性は有意に低下しており，特に急な便意や便失禁を伴う場合には，自信喪失や便失禁の恐怖から退職を余儀なくされる患者も多数存在することが明らかとなっている．その経済的損失は，米国消化器病学会の疾病負担調査では，年間少なくとも 1 億 3,600 万ドル以上であることが示されている[7]．

　以上より，慢性下痢症（狭義）は QOL や労働生産性を低下させることが推察されるが，本邦からの報告は限られており，慢性下痢症（狭義）の研究に対するエビデンスは少なく，定義や対象により変化するため正確な評価は困難である．

文献

1) Singh P, Lee HN, Rangan V, et al. Similarities in clinical and psychosocial characteristics of functional diarrhea and irritable bowel syndrome with diarrhea. Clin Gastroenterol Hepatol 2020; **18**: 399-405（コホート）
2) Granlnek IM, Hays RD, Kilbourne A, et al. The impact of irritable bowel syndrome on health-related quality of life. Gastroenterology 2000; **119**: 654-660（ケースコントロール）
3) Halder SL, Locke GR 3rd, Tally NJ, et al. Impact of fanctional gastrointestinal disorders on health-related quality of life: a population-based case-control study. Aliment Pharmacol Ther 2004; **19**: 233-242（ケースコントロール）
4) Kaji M, Fujiwara Y, Shiba M, et al. Prevalence of overlaps between GERD, FD and IBS and impact on health-related quality of life. J Gastroenterol Hepatol 2010; **25**: 1151-1156（ケースコントロール）
5) Kanazawa M, Endo Y, Whitehead WE, et al. Patients and nonconsulters with irritable bowel syndrome reporting a parental history of bowel problems have more impaired psychological distress. Dig Dis Sci 2004; **49**: 1046-1053（ケースコントロール）
6) Singh P, Mitsuhashi S, Ballou S, et al. Demographic and dietary associations of chronic diarrhea in a representative sample of adults in the United States. Am J Gastroenterol 2018; **113**: 593-600（コホート）
7) Schiller LR. Chronic diarrhea. Gastroenterology 2004; **127**: 287-293

FRQ 3-1

慢性下痢症（狭義）は長期予後に影響を与えるか？

回答

●慢性下痢症（狭義）が長期予後に影響を与えるとする明らかなエビデンスは認められないものの，十分な文献がないためその詳細は不明である．

解説

　慢性下痢症（狭義）に関して長期的な予後に対する影響を論じた報告は少なく，また，本邦からの慢性下痢症（狭義）に関する長期予後を調査した報告は認められない．慢性下痢症（狭義）についても腸内細菌叢の異常を伴うことから，慢性便秘症で報告されている心血管イベントや慢性腎臓病などの発症リスクとの関係については興味が持たれるところであるが，長期的な慢性下痢症（狭義）の研究に対するエビデンスは少ない．実際に多くの慢性下痢症（狭義）では比較的に予後はよく内科的に治療可能であり，慢性下痢が死亡につながるとする報告はないため，少なくとも現時点では，慢性下痢症（狭義）が長期予後に影響を与えるとする明らかなエビデンスは認められない．一方，下痢症状（大部分は急性下痢症であるが，一部，慢性下痢症が含む）に関連した hemolytic uremic syndrome（HUS）の長期経過を評価したメタアナリシスでは約12%の死亡が確認されている[1]．本報告でも，急性疾患の重症度が高いほど，長期予後が悪いことと強く関連していたことが確認されており，主に急性期下痢症にかかわる長期予後を論じた報告となっており，やはり，慢性下痢症（狭義）の長期予後を議論するのは時期尚早と考えられる．今後の慢性下痢症（狭義）に対するエビデンス蓄積が期待される．

文献

1）Suri RS, Barrowman N, Rehman F, et al. Long-term renal prognosis of diarrhea-associated hemolytic uremic syndrome: a systematic review, meta-analysis, and meta-regression. JAMA 2003; **290**: 1379-1381

第4章
病態生理

FRQ 4-1

慢性下痢症（狭義）の原因となる病態は何か？

回 答

● 慢性下痢症（狭義）に関する報告はほとんどないが，連続したスペクトラムと考えられる下痢型過敏性腸症候群（下痢型 IBS）では種々の病態が推測されている．

解説

　慢性下痢症（狭義）に関する報告はほとんどなく病態は明らかではないが，連続したスペクトラムと考えられる下痢型過敏性腸症候群（下痢型 IBS）では下痢をきたす機序として，水吸収機構の異常や腸管の微小炎症，粘膜のバリア機能の障害，ホルモン・アミン・ペプチドの異常，胆汁酸の吸収障害，短鎖脂肪酸の異常，腸管運動の異常，食物成分の吸収障害，自律神経の異常，遺伝的要因，心理的異常，生活習慣，腸内細菌の異常などがあげられている（表 1）．心理的異常（FRQ 4-2）と生活習慣（CQ 4-1），腸内細菌（FRQ 4-3）はそれぞれの CQ および FRQ を参照されたい．

文献

1) Camilleri M, Carlson P, Chedid V, et al. Aquaporin expression in colonic mucosal biopsies from irritable bowel syndrome with diarrhea. Clin Transl Gastroenterol 2019; **10**: e00019（ケースコントロール）
2) Mangel AW, Chaturvedi P. Evaluation of crofelemer in the treatment of diarrhea-predominant irritable bowel syndrome patients. Digestion 2008; **78**: 180-186（ランダム）
3) Guilarte M, Santos J, de Torres I, et al. Diarrhoea-predominant IBS patients show mast cell activation and hyperplasia in the jejunum. Gut 2007; **56**: 203-209（ケースコントロール）
4) Martinez C, Vicario M, Ramos L, et al. The jejunum of diarrhea-predominant irritable bowel syndrome shows molecular alterations in the tight junction signaling pathway that are associated with mucosal pathobiology and clinical manifestations. Am J Gastroenterol 2012; **107**: 736-746（ケースコントロール）
5) Martinez C, Lobo B, Pigrau M, et al. Diarrhoea-predominant irritable bowel syndrome: an organic disorder with structural abnormalities in the jejunal epithelial barrier. Gut 2013; **62**: 1160-1168（ケースコントロール）
6) Park JH, Rhee PL, Kim HS, et al. Mucosal mast cell counts correlate with visceral hypersensitivity in patients with diarrhea predominant irritable bowel syndrome. J Gastroenterol Hepatol 2006; **21**: 71-78（ケースコントロール）
7) Wang SH, Dong L, Luo JY, et al. Decreased expression of serotonin in the jejunum and increased numbers of mast cells in the terminal ileum in patients with irritable bowel syndrome. World J Gastroenterol 2007; **13**: 6041-6047（ケースコントロール）
8) Barbara G, Stanghellini V, De Giorgio R, et al. Activated mast cells in proximity to colonic nerves correlate with abdominal pain in irritable bowel syndrome. Gastroenterology 2004; **126**: 693-702（ケースコントロール）
9) Barbara G, Wang B, Stanghellini V, et al. Mast cell-dependent excitation of visceral-nociceptive sensory neurons in irritable bowel syndrome. Gastroenterology 2007; **132**: 26-37（ケースコントロール）
10) Cremon C, Gargano L, Morselli-Labate AM, et al. Mucosal immune activation in irritable bowel syndrome: gender-dependence and association with digestive symptoms. Am J Gastroenterol 2009; **104**: 392-400（ケースコントロール）
11) Buhner S, Li Q, Vignali S, et al. Activation of human enteric neurons by supernatants of colonic biopsy specimens from patients with irritable bowel syndrome. Gastroenterology 2009; **137**: 1425-1434（ケースコントロール）

表1 下痢型 IBS や慢性下痢症（狭義）で下痢をきたすと推測される機序

機序	関係する因子	下痢型 IBS や機能性下痢症での病態
水機構の異常	アクアポリン（AQP）チャネル	AQP チャネルの mRNA の発現をみると AQP3 ↓，AQP7 ↑，AQP8 ↑ [1]
	嚢胞性線維症膜貫通コンダクタンスレギュレーターカルシウム活性化クロライドチャネル	両者を阻害する作用を持つクロフェレマー投与で症状改善 [2]
腸管の微小炎症	肥満細胞浸潤	空腸 [3~5] や回腸 [6,7]，結腸 [6,8~15]，直腸 [6] 粘膜内の肥満細胞数 ↑ 肥満細胞から放出されるヒスタミンを抑制するクロモリンで症状改善 [16]
	肥満細胞からの化学伝達物質	トリプターゼ [3,4,8,9,11~14] やヒスタミン [8,9,11,13]，プロスタグランジン E_2 [9,17] などが増加 IBS-D では便中のセリンプロテアーゼが増加 [18~20]
	C reactive protein（CRP）	CRP が健常人に比べて高く，症状と高感度 CRP の値に相関あり [21]
	血清中のコリンエステラーゼ活性	炎症の抑制を減弱させるコリンエステラーゼ活性が亢進 [22]
	Triggering receptor expressed on myeloid cells 1（TREM-1）	細胞間の炎症惹起に関与する TREM-1 が増加し，症状と相関あり [23]
粘膜のバリア機能の障害		粘膜の透過性が亢進 [24~29] 粘膜の液性免疫が亢進 [30]
ホルモンやアミン，ペプチドの異常	セロトニン（5-HT）	食後の血漿中の 5-HT 濃度 [31,32] や結腸粘膜中の 5-HT_3 および 5-HT_5 受容体の発現が増加 [33] 血小板のセロトニントランスポーター（SERT）の取り込みが障害 [34~36] 5-HT_3 受容体阻害薬 [37~39] や 5-HT_4 受容体阻害薬 [40] が有効 セロトニンを生成する Tryptophan hydroxylase 1 の CC genotype が病態に関与 [41] セロトニンの関与に性差あり [37,42,43]
	クロモグラニンセクレトグラニン	便中のクロモグラニン A やセクレトグラニンⅡおよびⅢが多く，結腸の通過時間を促進 [44]
	Neuropeptide Y（NPY）	結腸粘膜の生検検体中の NPY 発現が低い [45]
	レプチン	結腸粘膜におけるレプチン発現が亢進 [46]
	vasoactive intestinal peptide（VIP）	結腸粘膜における VIP 発現が亢進 [47]
	G 蛋白質共役型エストロゲン	結腸粘膜中の G 蛋白質共役型エストロゲン受容体発現が亢進 [48]
	ニューロキニン	ニューロキニン受容体阻害薬が有効 [49]
胆汁酸の吸収障害		75ScHCAT retention test を用いた検討のシステマティックレビューでは，10%の患者で重度の，32%の患者で中等度の胆汁酸吸収障害あり [50] 胆汁酸のホメオスターシスに欠かせない遺伝子の β-Klotho のバリアントが IBS-D 患者における結腸通過時間に関与 [51~54]
短鎖脂肪酸の異常		糞便中の酢酸やプロピオン酸，総短鎖脂肪酸が減少し，n- ブチル酸が増加 [55]
腸管運動の異常		胃排出が亢進 [56] 食後に結腸圧の上昇が生じるまでの潜時が短く，High amplitude propagated contractions が増加 [57] 小腸 [58,59] や結腸 [60]，直腸 [61] の運動異常あり便秘型 IBS は下痢型 IBS に比べて有意に通過時間が遅い [62]
食物成分の吸収障害		HLA-DQ2/8 陽性患者ではグルテン除去食が腸のバリア機能を改善 [63] IBS-D/M と診断された患者のうち，34%でショ糖イソ麦芽糖分解酵素欠損症あり [64]
自律神経の異常		アドレナリン系の交感神経の異常あり [65]
遺伝的要因		下痢型 IBS に関与する遺伝子は HLA-DQ [66~68] Single nucleotide polymorphisms（SNPs）では Rs2349775（NXPH1）が下痢型 IBS に関与 [69] ミトコンドリアの ATP における遺伝子多型が下痢型 IBS に関与 [70] 3 つの tRNA 由来の低分子 RNA（tiRNA-His-GTG-001，tRF-Ser-GCT-113，tRF-Gln-TTG-035）が下痢型 IBS に関与 [71] グアニル酸シクラーゼ C 遺伝子の変異により家族性下痢症を発症 [72]

12) Coeffier M, Gloro R, Boukhettala N, et al. Increased proteasome-mediated degradation of occludin in irritable bowel syndrome. Am J Gastroenterol 2010; **105**: 1181-1188（ケースコントロール）

13) Cremon C, Carini G, Wang B, et al. Intestinal serotonin release, sensory neuron activation, and abdominal pain in irritable bowel syndrome. Am J Gastroenterol 2011; **106**: 1290-1298（ケースコントロール）

14) Vivinus-Nebot M, Dainese R, Anty R, et al. Combination of allergic factors can worsen diarrheic irritable bowel syndrome: role of barrier defects and mast cells. Am J Gastroenterol 2012; **107**: 75-81（ケースコントロール）

15) Doyle LA, Sepehr GJ, Hamilton MJ, et al. A clinicopathologic study of 24 cases of systemic mastocytosis involving the gastrointestinal tract and assessment of mucosal mast cell density in irritable bowel syndrome and asymptomatic patients. Am J Surg Pathol 2014; **38**: 832-843（ケースシリーズ）

16) Stefanini GF, Saggioro A, Alvisi V, et al. Oral cromolyn sodium in comparison with elimination diet in the irritable bowel syndrome, diarrheic type: multicenter study of 428 patients. Scand J Gastroenterol 1995; **30**: 535-541（非ランダム）

17) Grabauskas G, Wu X, Gao J, et al. Prostaglandin E2, produced by mast cells in colon tissues from patients with irritable bowel syndrome, contributes to visceral hypersensitivity in mice. Gastroenterology 2020; **158**: 2195-2207 e6（ケースコントロール）

18) Roka R, Rosztoczy A, Leveque M, et al. A pilot study of fecal serine-protease activity: a pathophysiologic factor in diarrhea-predominant irritable bowel syndrome. Clin Gastroenterol Hepatol 2007; **5**: 550-555（ケースコントロール）

19) Gecse K, Roka R, Ferrier L, et al. Increased faecal serine protease activity in diarrhoeic IBS patients: a colonic lumenal factor impairing colonic permeability and sensitivity. Gut 2008; **57**: 591-599（ケースコントロール）

20) Tooth D, Garsed K, Singh G, et al. Characterisation of faecal protease activity in irritable bowel syndrome with diarrhoea: origin and effect of gut transit. Gut 2014; **63**: 753-760（ケースコントロール）

21) Hod K, Ringel-Kulka T, Martin CF, et al. High-sensitive C-reactive protein as a marker for inflammation in irritable bowel syndrome. J Clin Gastroenterol 2016; **50**: 227-232（ケースコントロール）

22) Hod K, Sperber AD, Maharshak N, et al. Serum cholinesterase activity is elevated in female diarrhea-predominant irritable bowel syndrome patients compared to matched controls. Neurogastroenterol Motil 2018; **30**: e13464（ケースコントロール）

23) Du C, Peng L, Kou G, et al. Assessment of serum sTREM-1 as a marker of subclinical inflammation in diarrhea-predominant patients with irritable bowel syndrome. Dig Dis Sci 2018; **63**: 1182-1191（ケースコントロール）

24) Dunlop SP, Hebden J, Campbell E, et al. Abnormal intestinal permeability in subgroups of diarrhea-predominant irritable bowel syndromes. Am J Gastroenterol 2006; **101**: 1288-1294（ケースコントロール）

25) Zhou Q, Zhang B, Verne GN. Intestinal membrane permeability and hypersensitivity in the irritable bowel syndrome. Pain 2009; **146**: 41-46（ケースコントロール）

26) Zhou Q, Souba WW, Croce CM, et al. MicroRNA-29a regulates intestinal membrane permeability in patients with irritable bowel syndrome. Gut 2010; **59**: 775-784（ケースコントロール）

27) Gecse K, Roka R, Sera T, et al. Leaky gut in patients with diarrhea-predominant irritable bowel syndrome and inactive ulcerative colitis. Digestion 2012; **85**: 40-46（ケースコントロール）

28) Li L, Xiong L, Yao J, et al. Increased small intestinal permeability and RNA expression profiles of mucosa from terminal ileum in patients with diarrhoea-predominant irritable bowel syndrome. Dig Liver Dis 2016; **48**: 880-887（ケースコントロール）

29) Lee JW, Park JH, Park DI, et al. Subjects with diarrhea-predominant IBS have increased rectal permeability responsive to tryptase. Dig Dis Sci 2010; **55**: 2922-2928（ケースコントロール）

30) Vicario M, Gonzalez-Castro AM, Martinez C, et al. Increased humoral immunity in the jejunum of diarrhoea-predominant irritable bowel syndrome associated with clinical manifestations. Gut 2015; **64**: 1379-1388（ケースコントロール）

31) Houghton LA, Atkinson W, Whitaker RP, et al. Increased platelet depleted plasma 5-hydroxytryptamine concentration following meal ingestion in symptomatic female subjects with diarrhoea predominant irritable bowel syndrome. Gut 2003; **52**: 663-670（ケースコントロール）

32) Atkinson W, Lockhart S, Whorwell PJ, et al. Altered 5-hydroxytryptamine signaling in patients with constipation- and diarrhea-predominant irritable bowel syndrome. Gastroenterology 2006; **130**: 34-43（ケースコントロール）

33) Yu FY, Huang SG, Zhang HY, et al. Comparison of 5-hydroxytryptophan signaling pathway characteristics in diarrhea-predominant irritable bowel syndrome and ulcerative colitis. World J Gastroenterol 2016; **22**: 3451-3459（ケースコントロール）

34) Bellini M, Rappelli L, Blandizzi C, et al. Platelet serotonin transporter in patients with diarrhea-predominant irritable bowel syndrome both before and after treatment with alosetron. Am J Gastroenterol 2003; **98**: 2705-2711 （ケースコントロール，非ランダム）

35) Franke L, Schmidtmann M, Riedl A, et al. Serotonin transporter activity and serotonin concentration in platelets of patients with irritable bowel syndrome: effect of gender. J Gastroenterol 2010; **45**: 389-398 （ケースコントロール）

36) Foley S, Garsed K, Singh G, et al. Impaired uptake of serotonin by platelets from patients with irritable bowel syndrome correlates with duodenal immune activation. Gastroenterology 2011; **140**: 1434-1443 el （ケースコントロール）

37) Viramontes BE, Camilleri M, McKinzie S, et al. Gender-related differences in slowing colonic transit by a 5-HT3 antagonist in subjects with diarrhea-predominant irritable bowel syndrome. Am J Gastroenterol 2001; **96**: 2671-2676 （非ランダム）

38) Lembo AJ, Olden KW, Ameen VZ, et al. Effect of alosetron on bowel urgency and global symptoms in women with severe, diarrhea-predominant irritable bowel syndrome: analysis of two controlled trials. Clin Gastroenterol Hepatol 2004; **2**: 675-682 （ランダム）

39) Lee KJ, Kim NY, Kwon JK, et al. Efficacy of ramosetron in the treatment of male patients with irritable bowel syndrome with diarrhea: a multicenter, randomized clinical trial, compared with mebeverine. Neurogastroenterol Motil **2011**; 23: 1098-1104 （ランダム）

40) Houghton LA, Jackson NA, Whorwell PJ, et al. 5-HT4 receptor antagonism in irritable bowel syndrome: effect of SB-207266-A on rectal sensitivity and small bowel transit. Aliment Pharmacol Ther 1999; **13**: 1437-1444 （ランダム）

41) Grasberger H, Chang L, Shih W, et al. Identification of a functional TPH1 polymorphism associated with irritable bowel syndrome bowel habit subtypes. Am J Gastroenterol 2013; **108**: 1766-1774 （ケースコントロール）

42) Katsumata R, Shiotani A, Murao T, et al. Gender differences in serotonin signaling in patients with diarrhea-predominant irritable bowel syndrome. Intern Med 2017; **56**: 993-999 （ケースコントロール）

43) Houghton LA, Brown H, Atkinson W, et al. 5-hydroxytryptamine signalling in irritable bowel syndrome with diarrhoea: effects of gender and menstrual status. Aliment Pharmacol Ther 2009; **30**: 919-929 （ケースコントロール）

44) Ohman L, Stridsberg M, Isaksson S, et al. Altered levels of fecal chromogranins and secretogranins in IBS: relevance for pathophysiology and symptoms? Am J Gastroenterol 2012; **107**: 440-447 （ケースコントロール）

45) Simren M, Stotzer PO, Sjovall H, et al. Abnormal levels of neuropeptide Y and peptide YY in the colon in irritable bowel syndrome. Eur J Gastroenterol Hepatol 2003; **15**: 55-62 （ケースコントロール）

46) Liu DR, Xu XJ, Yao SK. Increased intestinal mucosal leptin levels in patients with diarrhea-predominant irritable bowel syndrome. World J Gastroenterol 2018; **24**: 46-57 （ケースコントロール）

47) Camilleri M, Carlson P, Acosta A, et al. RNA sequencing shows transcriptomic changes in rectosigmoid mucosa in patients with irritable bowel syndrome-diarrhea: a pilot case-control study. Am J Physiol Gastrointest Liver Physiol 2014; **306**: G1089-G1098 （ケースコントロール）

48) Qin B, Dong L, Guo X, et al. Expression of G protein-coupled estrogen receptor in irritable bowel syndrome and its clinical significance. Int J Clin Exp Pathol 2014; **7**: 2238-2246 （ケースコントロール）

49) Zakko S, Barton G, Weber E, et al. Randomised clinical trial: the clinical effects of a novel neurokinin receptor antagonist, DNK333, in women with diarrhoea-predominant irritable bowel syndrome. Aliment Pharmacol Ther 2011; **33**: 1311-1321 （ランダム）

50) Wedlake L, A'Hern R, Russell D, et al. Systematic review: the prevalence of idiopathic bile acid malabsorption as diagnosed by SeHCAT scanning in patients with diarrhoea-predominant irritable bowel syndrome. Aliment Pharmacol Ther 2009; **30**: 707-717 （メタ）

51) Wong BS, Camilleri M, Carlson PJ, et al. A Klothobeta variant mediates protein stability and associates with colon transit in irritable bowel syndrome with diarrhea. Gastroenterology 2011; **140**: 1934-1942 （ケースコントロール）

52) Wong BS, Camilleri M, Carlson PJ, et al. Pharmacogenetics of the effects of colesevelam on colonic transit in irritable bowel syndrome with diarrhea. Dig Dis Sci 2012; **57**: 1222-1226 （ランダム）

53) Camilleri M, Klee EW, Shin A, et al. Irritable bowel syndrome-diarrhea: characterization of genotype by exome sequencing, and phenotypes of bile acid synthesis and colonic transit. Am J Physiol Gastrointest Liver Physiol 2014; **306**: G13-G26 （ケースコントロール）

54) Camilleri M, Shin A, Busciglio I, et al. Validating biomarkers of treatable mechanisms in irritable bowel syndrome. Neurogastroenterol Motil 2014; **26**: 1677-1685 （ケースコントロール）

55）Treem WR, Ahsan N, Kastoff G, et al. Fecal short-chain fatty acids in patients with diarrhea-predominant irritable bowel syndrome: in vitro studies of carbohydrate fermentation. J Pediatr Gastroenterol Nutr 1996; **23**: 280-286（ケースコントロール）

56）Charles F, Phillips SF, Camilleri M, et al. Rapid gastric emptying in patients with functional diarrhea. Mayo Clin Proc 1997; **72**: 323-328（ケースシリーズ）

57）Choi MG, Camilleri M, O'Brien MD, et al. A pilot study of motility and tone of the left colon in patients with diarrhea due to functional disorders and dysautonomia. Am J Gastroenterol 1997; **92**: 297-302（ケースコントロール）

58）Gorard DA, Libby GW, Farthing MJ. Effect of a tricyclic antidepressant on small intestinal motility in health and diarrhea-predominant irritable bowel syndrome. Dig Dis Sci 1995; **40**: 86-95（ケースコントロール）

59）Fassov J, Lundby L, Worsoe J, et al. A randomised, controlled study of small intestinal motility in patients treated with sacral nerve stimulation for irritable bowel syndrome. BMC Gastroenterol 2014; **14**: 111（ランダム）

60）Chey WY, Jin HO, Lee MH, et al. Colonic motility abnormality in patients with irritable bowel syndrome exhibiting abdominal pain and diarrhea. Am J Gastroenterol 2001; **96**: 1499-1506（ケースコントロール）

61）van Nieuwenhoven MA, Kilkens TO. The effect of acute serotonergic modulation on rectal motor function in diarrhea-predominant irritable bowel syndrome and healthy controls. Eur J Gastroenterol Hepatol 2012; **24**: 1259-1265（ランダム）

62）Sadik R, Bjornsson E, Simren M. The relationship between symptoms, body mass index, gastrointestinal transit and stool frequency in patients with irritable bowel syndrome. Eur J Gastroenterol Hepatol 2010; **22**: 102-108（ケースコントロール）

63）Vazquez-Roque MI, Camilleri M, Smyrk T, et al. A controlled trial of gluten-free diet in patients with irritable bowel syndrome-diarrhea: effects on bowel frequency and intestinal function. Gastroenterology 2013; **144**: 903-911. e3（ランダム）

64）Kim SB, Calmet FH, Garrido J, et al. Sucrase-isomaltase deficiency as a potential masquerader in irritable bowel syndrome. Dig Dis Sci 2020; **65**: 534-540（横断）

65）Aggarwal A, Cutts TF, Abell TL, et al. Predominant symptoms in irritable bowel syndrome correlate with specific autonomic nervous system abnormalities. Gastroenterology 1994; **106**: 945-950（ケースシリーズ）

66）Vazquez-Roque MI, Camilleri M, Carlson P, et al. HLA-DQ genotype is associated with accelerated small bowel transit in patients with diarrhea-predominant irritable bowel syndrome. Eur J Gastroenterol Hepatol 2011; **23**: 481-487（ケースシリーズ）

67）Vazquez-Roque MI, Camilleri M, Smyrk T, et al. Association of HLA-DQ gene with bowel transit, barrier function, and inflammation in irritable bowel syndrome with diarrhea. Am J Physiol Gastrointest Liver Physiol 2012; **303**: G1262-G1269（ケースシリーズ）

68）Yu F, Huang S, Zhou F, et al. Correlation between DQB1 genetic polymorphism and genetic susceptibility in patients diagnosed with irritable bowel syndrome with diarrhea. Genet Mol Res 2014; **13**: 10285-10293（ケースコントロール）

69）Wouters MM, Lambrechts D, Knapp M, et al. Genetic variants in CDC42 and NXPH1 as susceptibility factors for constipation and diarrhoea predominant irritable bowel syndrome. Gut 2014; **63**: 1103-1111（ケースコントロール）

70）Wang WF, Li X, Guo MZ, et al. Mitochondrial ATP 6 and 8 polymorphisms in irritable bowel syndrome with diarrhea. World J Gastroenterol 2013; **19**: 3847-3853（ケースコントロール）

71）Chai Y, Lu Y, Yang L, et al. Identification and potential functions of tRNA-derived small RNAs (tsRNAs) in irritable bowel syndrome with diarrhea. Pharmacol Res 2021; **173**: 105881（ケースコントロール）

72）Fiskerstrand T, Arshad N, Haukanes BI, et al. Familial diarrhea syndrome caused by an activating GUCY2C mutation. N Engl J Med 2012; **366**: 1586-1595（ケースシリーズ）

FRQ 4-2

慢性下痢症（狭義）の病態に心理的異常は関与するか？

回 答

● 慢性下痢症（狭義）の病態と心理学的異常について，関連性を示す明瞭なエビデンスはない．

▌解説▌

　心理学的異常が過敏性腸症候群（IBS）の病態に関与する報告は多い．うつ病や不安症がIBS発症のリスク要因であるという報告[1,2]，IBS患者において双極性障害の有病率が高いという報告[3]や，睡眠障害を伴うことが多いという報告がある[4]．本邦からもIBS患者で有意に抑うつと睡眠障害を認めるとする報告がある[5]．しかし，下痢型IBSに限定した患者と心理的異常との関連についての直接的な報告はない．

　一方，狭義の慢性下痢症（主には機能性下痢症）と心理学的異常の関連性を示す報告もなく，現時点では両者の関連性についてのエビデンスはない．

▌文献▌

1) Koloski NA, Jones M, Kalantar J, et al. The brain-gut pathway in functional disorders is bidirectional: a 12-year prospective population-based study. Gut 2012; **61**: 1284-1290（コホート）
2) Kim JY, Lim HM. Psychological factors to predict chronic diarrhea and constipation in Korean high school students. Medicine (Baltimore) 2021; **100**: e26442（横断）
3) Tseng, PT, Zeng BS, Chen YW, et al. A meta-analysis and systematic review of the comorbidity between irritable bowel syndrome and bipolar disorder. Medicine (Baltimore) 2016; **95**: e4617（メタ）
4) Tu Q, Heitkemper MM, Jarrett ME, et al. Sleep disturbances in irritable bowel syndrome: a systematic review. Neurogastroenterol Motil 2017; **29**: e12946（メタ）
5) 佐藤　研，佐竹　立，櫻庭美耶子，ほか．脳腸相関に基づく消化器・心療内科診療の新展開——一般住民における機能性消化管障害の有病率とライフスタイル，心理的要因の関連に関する検討．日本心療内科学会誌 2016; **20**: 226-231（横断）

第4章　病態生理

CQ 4-1

慢性下痢症（狭義）の病態に生活習慣は関与するか？

推 奨
●慢性下痢症（狭義）の病態に食事内容は関与する．
●慢性下痢症（狭義）の病態に食事以外の生活習慣は不明である．

【推奨の強さ：―（推奨なし），エビデンスレベル：**B**】

解説

　特定の食事が下痢を悪化させうるとの報告がある．食事内容との関連性を考える場合，果糖のように十分な量があれば正常な腸内でも下痢を引き起こす物質，乳糖不耐症における乳製品のように基礎疾患により下痢を引き起こす食品，短腸症候群のように消化または吸収を制限する腸の変化などについて考慮する必要がある．具体的には，果糖が含まれるジュース，コーヒーやエナジードリンクなどのカフェイン入り飲料，キシリトールが含まれるガムや飴などの食品の過剰摂取は下痢を悪化させうる原因となることがある[1~3]．

　FODMAP とは，fermentable（発酵性），oligosaccharides（オリゴ糖類），disaccharides（二糖類），monosaccharides（単糖類），and polyols（ポリオール類）の略称である．これらの発酵性の糖類は小腸内において消化・吸収が行われにくく，その結果大腸へ流入し，大腸内で発酵が促進されガスを産生し，また浸透圧濃度勾配によって腸管内腔への水分を貯留させ，小腸内の水分量が増加する．その結果として，腸管に伸展刺激が加わり痛みを引き起こす．また腸管内の水分過剰による下痢・軟便症状などを引き起こすと考えられている．低 FODMAP 食により，下痢型過敏性腸症候群（下痢型 IBS）患者の下痢症状を改善することが報告されている[4]．

　慢性下痢症（狭義）は主に機能性下痢症を示すが，運動に関して，Ohlsson らは不規則な食習慣に加え，余暇の運動不足が機能性下痢症の症状と関連していたと報告している[5]．一方，Lundström らは，喫煙と機能性下痢症の症状発現とに有意な関連性は認めなかったと報告している[6]．同報告では，飲酒も機能性下痢症の症状発現に有意な関連は認めなかったと報告しているが[6]，短期間に多量の飲酒を行うことで IBS 患者の下痢症状が悪化を認めるとする報告もあり[7]，さらなる検討が必要である．

文献

1) Fernández-Bañares F, Esteve-Pardo M, de Leon R, et al. Sugar malabsorption in functional bowel disease: clinical implications. Am J Gastroenterol 1993; **88**: 2044-2050（コホート）

2) Vos MB, Kimmons JE, Gillespie C, et al. Dietary fructose consumption among US children and adults: the Third National Health and Nutrition Examination Survey. Medscape J Med 2008; **10**: 160（ガイドライン）

3) Choi YK, Kraft N, Zimmerman B, et al. Fructose intolerance in IBS and utility of fructose-restricted diet. J Clin Gastroenterol 2008; **42**: 233-238（ケースコントロール）

4) Zahedi MJ, Behrouz V, Azimi M. Low fermentable oligo-di-mono-saccharides and polyols diet versus general dietary advice in patients with diarrhea-predominant irritable bowel syndrome: a randomized controlled trial. J Gastroenterol Hepatol 2018; **33**: 1192-1199（ランダム）

5) Ohlsson B, Manjer J. Physical inactivity during leisure time and irregular meals are associated with functional gastrointestinal complaints in middle-aged and elder subjects. Scand J Gastroenterol 2016; **51**: 1299-1307（コホート）

6) Lundström O, Manjer J, Ohlsson B. Smoking is associated with several functional gastrointestinal symp-

toms. Scand J Gastroenterol 2016; **51**: 914-922（コホート）

7) Reding KW, Cain KC, Jarrett ME, et al. Relationship between patterns of alcohol consumption and gastrointestinal symptoms among patients with irritable bowel syndrome. Am J Gastroenterol 2013; **108**: 270-276（コホート）

FRQ 4-3

慢性下痢症（狭義）の病態に腸内細菌は関与するか？

回答

● 慢性下痢症（狭義）の病態に腸内細菌が関与している可能性がある.

解説

慢性下痢症（狭義）における下痢症状と腸内細菌の関連に関する研究は少なく，下痢型過敏性腸症候群（下痢型 IBS）での研究がほとんどである.

Swidsinski らのケースコントロール研究では，慢性下痢を訴える患者は健常人と比較して，便中の主な常在菌である *Eubacterium rectale*, *Bacteroides*, *Faecalibacterium prausnitzii* が著明に減少していたが，比較的少数しか存在しない常在菌である *Bifidobacterium*, *Eubacterium cylindroides*, *Clostridium histolyticum*, *Clostridium lituseburense* は増加していたことが示された[1].

一方，IBS 患者の腸内細菌に関する定性的システマティックレビューでは，下痢型 IBS 患者では健常者と比較して *Bifidobacterium* 属や *Faecalibacterium* 属が有意に減少していたが，*Bacteroides* 属については研究ごとに異なる結果であったことが示されている. IBS のサブタイプ間を比較検討した研究では，下痢型と便秘型の腸内細菌は異なるという研究結果と同様であるとする研究結果が同数存在し，結論が得られていない. 下痢型 IBS 患者と健常者における腸内細菌の多様性を比較検討した研究では，そのほとんどで総細菌数に関しては差がないことが示されている[2].

IBS 患者の便中細菌数をみた定量的システマティックレビューでは *Lactobacillus* や *Bifidobacterium* が健常者と比較して下痢型 IBS 患者で有意に減少していた. 一方で *Escherichia coli* は増加し *Bacteroides* や *Enterococcus* に有意差はみられなかった[3]. Jabber らの大腸粘液を用いたメタプロテオミクス解析では，下痢型 IBS 患者の 40% に健常者で認められなかった *Brachyspira* 属の粘膜への定着を認めた. この現象は大腸粘膜への形質細胞・好酸球浸潤および Th2 系サイトカインと関連性を認めた[4]. 下痢型 IBS 患者では便中 IgA 濃度が高く，IgA にコーティングされた *Escherichia-Shigella* や *Granulicatella*, *Haemophilus* の病態への関与を示唆する報告もある[5].

大腸以外の消化管では，十二指腸粘膜の細菌叢が下痢型 IBS 患者と健常者で異なり，下痢型 IBS 患者は健常者と比較して十二指腸と直腸粘膜の細菌叢が類似していたとする報告もある[6]. また，IBS と小腸内細菌異常増殖（SIBO）との関連性を検討したメタアナリシスでは，IBS 患者は健常者と比較して約 4 倍 SIBO の罹患率が高く，下痢型は他のサブタイプよりも罹患率が有意に高いことが示されている（オッズ比 1.4）[7]. 便中の真菌叢も下痢型 IBS 患者は健常者と異なっており，下痢型 IBS 患者においては *Debaryomyces* の減少や *Sporidiobolus* の増加が排便回数の増加と有意に相関していた[8].

以上のように慢性下痢を訴える患者の腸内細菌叢は健常者と異なっているが，この変化が慢性下痢の原因であるのか結果であるのかは十分に解明されておらずさらなる研究が必要である. プロバイオティクスが下痢型 IBS 患者の便性状を改善させること[9], 低 FODMAP 食や抗菌薬による症状改善効果が治療前の腸内細菌叢によって異なること[10,11], さらには下痢型 IBS 患者に対する糞便移植がその症状改善に有効である可能性があることを考慮すると[12], 腸内細菌叢の変化が慢性下痢の原因となっている可能性は十分に考えられる.

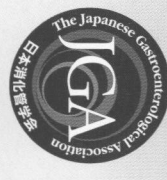

日本消化管学会
The Japanese Gastroenterological Association

便通マネージメントドクター講習会

便通異常症診療ガイドライン 2023 講習 /e-learning

便通異常症に悩む多くの国民の福祉に貢献すべく、この度、ガイドラインの内容をより深く理解いただくため、本学会会員を対象としたe-learning、「便通マネージメントドクター講習会」を企画しております。受講者には、便通異常症診療ガイドライン2023 講習修了証（通称：便通マネージメントドクター）を授与いたします。会員の皆様のご参加を心よりお待ちしております。

配信期間
2023年12月13日(水)　正午～
『便通異常症診療ガイドライン2023』が最新版である期間

開催方法 / 受講時間
e-learning/約1時間

参加費
10,000円（税込）

参加登録サイト
https://mypage.jpn-ga.jp/betsu_mg_doctor_2023-ap/
※参加登録と視聴には、マイページへのログインが必須となります。消化管学会に未入会の場合は、下記よりご入会のうえ、お申込みください。
https://jpn-ga.jp/nyukai-annai/

視聴方法
参加登録後、配信されるメールをご確認の上、専用視聴サイトより御覧ください。
https://mypage2.jpn-ga.jp/how-to-use/

テキストブック

「便通異常症診療ガイドライン 2023 慢性便秘症」ならびに
「便通異常症診療ガイドライン 2023 慢性便秘症」をご参照ください。

日本消化管学会では「便通異常症診療ガイドライン2023 慢性便秘症」ならびに「便通異常症診療ガイドライン2023 慢性下痢症」を、2023年7月13日に南江堂より刊行いたしました。

受講者特典

便通異常症診療ガイドライン2023
講習修了証（通称：便通マネージメントドクター）
【賞状と盾】を授与いたします。

賞状イメージ：
A4サイズ

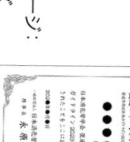

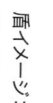

盾イメージ：
89×127mm

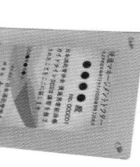

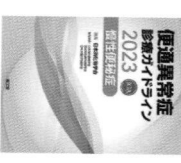

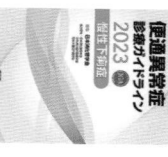

【受講の流れ】

1. 上記参加登録サイトに接続のうえ、「e-learning受講」を選択。
2. 必要事項の記入と、受講料（10,000円）のお支払い（クレジットカード決済）。
3. 専用視聴サイトより、e-learningの受講。
4. 受講完了後、「便通異常症診療ガイドライン2023 講習修了証」を郵送いたします。※受講完了の翌月以降に送付いたします。

【支部教育講演会】

支部の教育講演会の「便秘・下痢」のセッションに参加することにより、e-learningを視聴することなく、「便通マネージメントドクター（便通異常症診療ガイドライン2023 講習修了証」の資格取得が可能です。

1. 上記参加登録サイトに接続のうえ、「支部教育講演会参加枠」を選択。
2. 必要事項の記入と、受講料（10,000円）のお支払い（クレジットカード決済）。
3. 参加証明書の提出と、キーワード（「便秘・下痢」セッションの際に紹介）のご入力が必要となります。お申込みの際は、お手元にご用意をお願いいたします。
4. 参加完了後、「便通異常症診療ガイドライン2023 講習修了証」を郵送いたします。※受講完了の翌月以降に送付いたします。

【注意事項】

「便通マネージメントドクター」は日本消化管学会が認定する呼称であり、厚生労働大臣届出団体認定資格名ではありません。

【主催】：一般社団法人日本消化管学会
便通マネージメントドクター講習会開催概要
https://jpn-ga.jp/betsu-e-learning/

【お問い合わせ先】
日本消化管学会事務局（JGA事務局）
株式会社勝草書房 コミュニケーション事業部内
〒112-0005 東京都文京区水道 2-1-1
https://jpn-ga.jp/inquiry/

▌文献▌

1) Swidsinski A, Loening-Baucke V, Verstraelen H, et al. Biostructure of fecal microbiota in healthy subjects and patients with chronic idiopathic diarrhea. Gastroenterology 2008; **135**: 568-579（ケースコントロール）

2) Pittayanon R, Lau JT, Yuan Y, et al. Gut microbiota in patients with irritable bowel syndrome: a systematic review. Gastroenterology 2019; **157**: 97-108（メタ）

3) Wang L, Alammar N, Singh R, et al. Gut microbial dysbiosis in the irritable bowel syndrome: a systematic review and meta-analysis of case-control studies. J Acad Nutr Diet 2020; **120**: 565-586（メタ）

4) Jabbar KS, Dolan B, Eklund L, et al. Association between Brachyspira and irritable bowel syndrome with diarrhoea. Gut 2021; **70**: 1117-1129（ケースコントロール）

5) Liu Y, Yuan X, Li L, et al. Increased ileal immunoglobulin a production and immunoglobulin A-coated bacteria in diarrhea-predominant irritable bowel syndrome. Clin Transl Gastroenterol 2020; **11**: e00146（ケースコントロール）

6) Li G, Yang M, Jin Y, et al. Involvement of shared mucosal-associated microbiota in the duodenum and rectum in diarrhea-predominant irritable bowel syndrome. J Gastroenterol Hepatol 2018; **33**: 1220-1226（ケースコントロール）

7) Ghoshal UC, Nehra A, Mathur A, et al. A meta-analysis on small intestinal bacterial overgrowth in patients with different subtypes of irritable bowel syndrome. J Gastroenterol Hepatol 2020; **35**: 922-931（メタ）

8) Hong G, Li Y, Yang M, et al. Gut fungal dysbiosis and altered bacterial-fungal interaction in patients with diarrhea-predominant irritable bowel syndrome: an explorative study. Neurogastroenterol Motil 2020; **32**: e13891（ケースコントロール）

9) Cha BK, Jung SM, Choi CH, et al. The effect of a multispecies probiotic mixture on the symptoms and fecal microbiota in diarrhea-dominant irritable bowel syndrome: a randomized, double-blind, placebo-controlled trial. J Clin Gastroenterol 2012; **46**: 220-227（メタ）

10) Li Y, Hong G, Yang M, et al. Fecal bacteria can predict the efficacy of rifaximin in patients with diarrhea-predominant irritable bowel syndrome. Pharmacol Res 2020; **159**: 104936（非ランダム）

11) Bennet SMP, Böhn L, Störsrud S, et al. Multivariate modelling of faecal bacterial profiles of patients with IBS predicts responsiveness to a diet low in FODMAPs. Gut 2018; **67**: 872-881（メタ）

12) Ianiro G, Eusebi LH, Black CJ, et al. Systematic review with meta-analysis: efficacy of faecal microbiota transplantation for the treatment of irritable bowel syndrome. Aliment Pharmacol Ther 2019; **50**: 240-248

第4章 病態生理

第5章
内科的治療

FRQ 5-1

慢性下痢症（狭義）に生活習慣の改善は有効か？

回答

● 根拠を示すエビデンスは少ないが，慢性下痢症（狭義）に対して生活習慣の改善は有効である可能性がある．

解説

　慢性下痢症（狭義）に対する生活習慣改善の有効性を検討した報告はない．しかし，慢性下痢症（狭義）の病態に生活習慣が関与するかを検討した研究は報告されている（CQ 4-1 参照）．

　食事内容に関して，米国で行われた慢性下痢症（狭義）の有病率と関連因子を検討した研究によると，慢性下痢症状と 1 日の炭水化物摂取量増加に関連を認めた[1]．

　機能性消化管疾患で認める症状と休日の身体活動および食習慣との関連性を調べたコホート研究によると，休日の運動不足や食事を摂らないといった不規則な食習慣が下痢症状のリスク上昇に関連していた[2]．機能性消化管疾患で認める症状と喫煙や飲酒との関連を調べた研究では，喫煙，飲酒ともに下痢症状と有意な関連は認められなかった[3]．

　Babb は，慢性下痢を訴える患者のなかには，コーヒー過剰摂取者がおり，過剰摂取を中止することにより慢性下痢症状が改善する患者がいると述べており，コーヒー過剰摂取が慢性下痢に関係する可能性が示唆される[4]．

　参考であるが，慢性下痢症状に対して食事療法を行った介入試験はいくつか存在する．Yoon ら[5] は，入院中の経管栄養を要する 84 名の患者に対して，低 fermentable, oligosaccharides, disaccharides, monosaccharides, and polyols（FODMAP）食，中 FODMAP 食，高 FODMAP 食に割り付け，2 週間の経管栄養を行う二重盲検 RCT を行った．介入前に下痢のみを訴える患者は全体の 21.4% に存在したが，介入後，低 FODMAP 群では中・高 FODMAP 群よりも有意に下痢が改善した．O'Brien ら[6] は，65 歳以上の慢性下痢症の患者に対する低 FODMAP 食の有用性を検討する非盲検介入試験を行った．対象患者は 20 名で，低 FODMAP 食を 6 週間続けたところ，20 名中 18 名に下痢症状の改善（14 名が便回数減少，13 名が便性状改善）を認めた．介入期間中 1 日平均 FODMAP 摂取量は 3.75 g で，主要栄養素，微量栄養素とも介入前後で差はみられなかった．Fernández-Bañares ら[7] は，下痢や腹部膨満を有する患者に対するグルテンフリー食（gluten-free diet：GFD）の長期効果について検討した．その結果，GFD は有効であることが示された．なかでも，セリアック病スペクトラムに入る low-grade celiac enteropathy 患者群でより有効であると報告された．したがって，低 FODMAP 食や GFD は一部の慢性下痢症（狭義）に有効である可能性はあるが，これらを用いた RCT は存在しないため，その有効性についてはまだ明らかではない．

　以上のように慢性下痢症（狭義）に対して生活習慣改善の有効性を示すエビデンスは少ないが，実施するにあたって不利益がないことより，根拠が不確実であることを理解したうえで，生活習慣の改善を行うことを提案する．

文献

1) Singh P, Mitsuhashi S, Ballou S, et al. Demographic and dietary associations of chronic diarrhea in a representative sample of adults in the United States. Am J Gastroenterol 2018; **113**: 593-600 (横断)

2) Ohlsson B, Manjer J. Physical inactivity during leisure time and irregular meals are associated with functional gastrointestinal complaints in middle-aged and elder subjects. Scand J Gastroenterol 2016; **51**: 1299-1307 (コホート)

3) Lundström O, Manjer J, Ohlsson B. Smoking is associated with several functional gastrointestinal symptoms. Scand J Gastroenterol 2016; **51**: 914-922

4) Babb RR. Coffee, sugars, and chronic diarrhea. Why a dietary history is important. Postgrad Med 1984; **75**: 82, 86-87

5) Yoon SR, Lee JH, Lee JH, et al. Low-FODMAP formula improves diarrhea and nutritional status in hospitalized patients receiving enteral nutrition: a randomized, multicenter, double-blind clinical trial. Nutr J 2015; **14**: 116 (ランダム)

6) O'Brien L, Skidmore P, Wall C, et al. A low FODMAP diet is nutritionally adequate and therapeutically efficacious in community dwelling older adults with chronic diarrhoea. Nutrients 2020; **12**: 3002 (ケースシリーズ)

7) Fernández-Bañares F, Arau B, Raga A, et al. Long-term effect of a gluten-free diet on diarrhoea- or bloating-predominant functional bowel disease: role of the 'low-grade coeliac score' and the 'coeliac lymphogram' in the response rate to the diet. Nutrients 2021; **13**: 1812 (コホート)

CQ 5-1

慢性下痢症（狭義）にプロバイオティクスは有効か？

推 奨
●慢性下痢症（狭義）にプロバイオティクスは有効な場合がある．しかし，効果的である菌種や投与量，投与期間に関しては明確なエビデンスはない． 【推奨の強さ：―（推奨なし），エビデンスレベル：**C**】

解説

　プロバイオティクスは，腸内細菌のバランスを改善することによりヒトに有益な作用をもたらす生菌，またはその微生物を含む薬剤や食品のことを指し，ビフィズス菌，乳酸菌，酪酸菌などの製剤が含まれる．サプリメントや医薬品として販売されているものもあり，ヨーグルトや乳酸菌飲料もプロバイオティクスの例になる．

　下痢型過敏性腸症候群（下痢型 IBS），抗菌薬関連下痢症，腸管感染症・化学放射線療法による下痢症などにおけるプロバイオティクスの臨床的有効性は報告されている一方で[1]，慢性下痢症（狭義）に対する有効性の報告は少ない．Yang らは慢性下痢を認める患者を対象に *Lactobacillus plantarum* CCFM1143 を 4 週間投与したところ，臨床症状と QOL の改善を認め，TNF-α や IL-6 の抑制効果を報告している[2]．2022 年には症例数は少ないが，便中カルプロテクチン高値を示した Rome Ⅳ 基準を満たす機能性下痢症患者に対し *Lactobacillus plantarum* CJLP243 を 2 ヵ月間投与すると軟便と腸管炎症が改善したと報告がある[3]．

　一方，参考までにプロバイオティクスは，主に IBS の治療薬としては非常に多くの介人研究，メタアナリシス，システマティックレビューが報告されている[4~6]．菌種やその組み合わせ，摂取量，摂取期間など様々でその作用機序にも不明な点も多い問題点はあるものの，プロバイオティクスは総合的に有効と考えられ，本邦の「機能性消化管疾患診療ガイドライン 2020―過敏性腸症候群（IBS）（改訂第 2 版）」でも治療法として高く推奨されている[7]．2021 年の英国のガイドラインでもプロバイオティクスは推奨度が低いものの，下痢症状も含めた腹部症状の改善効果や有害事象の発生率が低いことから 12 週間の服用は妥当とされている[8]．

　しかし，プロバイオティクスの慢性下痢症（狭義）に対するメカニズムについて詳細に解明はされておらず，どの菌種が有効であるかについては今後さらなる検討が必要である．すなわちこれまでの報告から慢性下痢症（狭義）に対してプロバイオティクスによる治療を行うことを推奨や提案することはできない．しかし，一方で，行わないように提案するだけのエビデンスがないことから，本 CQ については推奨度をつけないこととした．

文献

1) Quigley EMM. Prebiotics and probiotics in digestive health review. Clin Gastroenterol Hepatol 2019; **17**: 333-344（メタ）

2) Bo Yang, Yue Yue, Yang Chen, et al. Lactobacillus plantarum CCFM1143 alleviates chronic diarrhea via inflammation regulation and gut microbiota modulation: a double-blind, randomized, placebo-controlled study. Front Immunol 2021; **12**: 746585

3) Jung M, Jung S, Kim N, et al. A randomized, double-blind, placebo-controlled trial to assess the efficacy and safety of lactiplantibacillus plantarum CJLP243 in patients with functional diarrhea and high fecal cal-

protectin levels. Nutrients 2022; **14**: 389 (メタ)

4) Brenner DM, Moeller MJ, Chey WD, et al. The utility of probiotics in the treatment of irritable bowel syndrome: a systematic review. Am J Gastroenterol 2009; **104**: 1033-1049; quiz 1050 (メタ)
5) Moayyedi P, Ford AC, Talley NJ, et al. The efficacy of probiotics in the treatment of irritable bowel syndrome: a systematic review. Gut 2010; **59**: 325-332 (メタ)
6) Ford AC, Harris LA, Lacy BE, et al. Systematic review with meta-analysis: the efficacy of prebiotics, probiotics, synbiotics and antibiotics in irritable bowel syndrome. Aliment Pharmacol Ther 2018; **48**: 1044-1060 (メタ)
7) 日本消化器病学会 (編). 機能性消化管疾患診療ガイドライン 2020―過敏性腸症候群 (IBS) (改訂第 2 版), 南江堂, 東京, 2020 (ガイドライン)
8) Vasant DH, Paine PA, Black CJ, et al. British Society of Gastroenterology guidelines on the management of irritable bowel syndrome. Gut 2021; **70**: 1214-1240 (ガイドライン)

第5章 内科的治療

慢性下痢症（狭義）に止瀉薬は有効か？

推　奨
●ロペラミド塩酸塩は慢性下痢症（狭義）の症状緩和に最も汎用され，有効な薬剤である． 【推奨の強さ：―（推奨なし），エビデンスレベル：C 】

■ 解説 ■

　慢性下痢症状に対する治療薬剤として，臨床試験においてその有効性が検証されている止瀉薬は少ない．一般的な止瀉薬として臨床現場で最もよく汎用される薬剤として，ロペラミド塩酸塩が用いられるが，本薬剤は腸管神経に存在する μ オピオイド受容体にアゴニストとして作用して胃腸管の蠕動運動を抑制し，腸内容物の移送を遅らせる作用を有しており，内容物の移送時間の延長が腸管を通る水や液体の吸収を促進することになり，回腸における NaCl の能動的吸収も促進する．その有効性に関する知見については必ずしも多くはないが，Allison ら[1] は，慢性下痢症患者 14 名を対象に，ロペラミド，プラセボを用いた下痢抑制効果を二重盲検クロスオーバー試験において比較検討した．その結果，ロペラミド投与群では期間中の試験離脱は少なく，慢性下痢症患者の便の硬さのコントロールにおいて，プラセボより優れていることを明らかにしている．さらに，Sun ら[2] は，慢性下痢および便失禁患者に対して無作為プラセボ対照二重盲検クロスオーバー試験を通じて酸化ロペラミドの有効性を評価し，酸化ロペラミドが湿性便の重量を減少させ，患者症状を改善することを報告している．本邦からも臨床使用経験として[3,4]，慢性下痢症の症状改善効果についての報告があり，副作用は確認されていないことも併せて報告されている．また，ロペラミド塩酸塩については，胆汁酸性下痢症[5] や下痢症状が主体の慢性放射線性腸炎[6]，化学療法に伴う下痢症状[7] などについても症状緩和に有効であることが示されている．これらの知見から，慢性下痢症状の症状緩和に対してロペラミド塩酸塩を第一選択薬として投薬することは有効であると判断される．一方，ロペラミド塩酸塩を投薬される患者によっては，下痢とロペラミド塩酸塩の副作用である便秘症状との適切なバランスをみつけることは困難となることがあり[8]，また，慢性的に高用量のロペラミド塩酸塩の服用ではQT 延長，torsades de pointes などの重篤な心イベントを引き起こす可能性が報告されており[9]，注意を要する．ただし，これまで慢性下痢症（狭義）に対する研究報告は極めて少数の試験にとどまり，エビデンスの集積は十分とはいえず，ロペラミドによる治療を行うことを推奨や提案することはできない．しかし，一方で，行わないように提案するだけのエビデンスがないことから，本 CQ については推奨度をつけないこととした．

　参考として，下痢型過敏性腸症候群（下痢型 IBS）に対して，ロペラミドは便の硬さ[10~12] や頻度[11] の観点にて良好な成績を示している．また，μ・κ オピオイド受容体アゴニストかつ δ オピオイト受容体アンタゴニストである eluxadoline（経口薬）も下痢型過敏性腸症候群を対象とした大規模 RCT にて腹痛軽減と便性状改善に有効性が報告されている[13]．

　一方，他の止瀉薬としては，収斂薬に分類されるビスマス製剤についても小児慢性下痢症における有効性が検証されており，Gryboski ら[14] は，プラセボを用いた二重盲検 RCT において，

ビスマス製剤投与により体重が有意に増加し，便回数を有意に減少させることを報告している．なお，本邦では他に収斂薬に分類されるタンニン酸アルブミン，吸着薬に分類される天然ケイ酸アルミニウムなども古くから慢性下痢症に汎用されているが，その有効性を示すエビデンスは存在せず，今後の課題である．

■ 文献 ■

1) Allison MC, Sercombe J, Pounder RE. A double-blind crossover comparison of lidamidine, loperamide and placebo for the control of chronic diarrhoea. Aliment Pharmacol Ther 1988; **2**: 347-351

2) Sun WM, Read NW, Verlinden M. Effects of loperamide oxide on gastrointestinal transit time and anorectal function in patients with chronic diarrhoea and faecal incontinence. Scand J Gastroenterol 1997; **32**: 34-38

3) 岸本真也，梶山梧朗，大徳邦彦．PJ-185G（ロペミン細粒）の試用経験．薬理と治療 1985; **13**: 1801-1820

4) 鎌田武信，上田尚彦，高岸慎八．ロペミン細粒剤の臨床使用経験．薬理と治療 1985; **13**: 1789-1800

5) Walters JRF, Arasaradnam R, Andreyev HJN. Diagnosis and management of bile acid diarrhoea: a survey of UK expert opinion and practice. Frontline Gastroenterol 2020; **11**: 358-363

6) Zimmerer T, Böcker U, Wenz F, et al. Medical prevention and treatment of acute and chronic radiation induced enteritis—is there any proven therapy? a short review. Z Gastroenterol 2008; **46**: 441-448

7) Benson AB 3rd, Ajani JA, Catalano RB, et al. Recommended guidelines for the treatment of cancer treatment-induced diarrhea. J Clin Oncol 2004; **22**: 2918-2926

8) Cangemi DJ, Lacy BE. Management of irritable bowel syndrome with diarrhea: a review of nonpharmacological and pharmacological interventions. Therap Adv Gastroenterol 2019; **12**: 1756284819878950

9) Spinner HL, Lonardo NW, Mulamalla R, et al. Ventricular tachycardia associated with high-dose chronic loperamide use. Pharmacotherapy 2015; **35**: 234-238

10) Cann PA, Read NW, Holdsworth CD, et al. Role of loperamide and placebo in management of irritable bowel syndrome (IBS). Dig Dis Sci 1984; **29**: 239-247（メタ）

11) Hovdenak N. Loperamide treatment of the irritable bowel syndrome. Scand J Gastroenterol Suppl 1987; **130**: 77-80（メタ）

12) Cann PA, Read NW, Holdsworth CD, et al. Role of loperamide and placebo in management of irritable bowel syndrome (IBS). Dig Dis Sci 1984; **29**: 239-247

13) Lembo AJ, Lacy BE, Zuckerman MJ, et al. Eluxadoline for irritable bowel syndrome with diarrhea. N Engl J Med 2016; **374**: 242-253（メタ）

14) Gryboski JD, Hillemeier AC, Grill B, et al. Bismuth subsalicylate in the treatment of chronic diarrhea of childhood. Am J Gastroenterol 1985; **80**: 871-876

第5章 内科的治療

慢性下痢症（狭義）にセロトニン（5-HT₃）受容体拮抗薬は有効か？

回　答
●慢性下痢症（狭義）に対する 5-HT₃ 受容体拮抗薬の効果に関するエビデンスはない．慢性下痢症（狭義）に対する 5-HT₃ 受容体拮抗薬の有効性は不明である．

解説

　慢性下痢症（狭義）に対する 5-HT₃ 受容体拮抗薬の効果を詳細に検討した報告は，国内・海外ともに皆無であり，その有効性は不明である．慢性下痢症（狭義）の病態に 5-HT₃ が関与しているかの基礎的な検討も十分になされていない．

　参考までに，5-HT₃ 受容体拮抗薬は下痢型過敏性腸症候群（下痢型 IBS）に対して有意に腹痛や腹部不快感を緩和し，便意切迫，便通の回数や性状を改善させることが国内外から報告されている．海外ではオンダンセトロンやアロセトロンの有用性が主に報告されているが，重度の便秘や虚血性腸炎などの副作用の懸念があるうえ，本邦では慢性下痢症や下痢型 IBS に対して保険適用になっていない[1,2]．本邦の下痢型 IBS 治療において保険適用になっている 5-HT₃ 受容体拮抗薬はラモセトロンであり，日本人を対象とした質の高い RCT[3,4] をもとに，「機能性消化管疾患診療ガイドライン 2020—過敏性腸症候群（IBS）（改訂第 2 版）」で下痢型 IBS 患者に対して投与することを推奨されている[5]．システマティックレビューにおいては，ラモセトロンは腹痛改善だけでなく下痢型 IBS 患者における確かな下痢症状の改善（便回数の減少と便性状の硬化）の効果も報告されている[6]．副作用として重篤な便秘が発現するおそれがあり，特に，女性では男性に比べ便秘および硬便の発現率が高いため注意が必要である．

　機能性下痢症と下痢型 IBS は表現型が異なる連続した病態と考えられており[7,8]，下痢型 IBS 患者と同様に，一部の慢性下痢症（狭義）の患者に対して 5-HT₃ 受容体拮抗薬が効果的な可能性があるが，その有効性・実効性の評価には大規模な臨床研究での検証が必要である．

文献

1) Lee KJ. Pharmacologic agents for chronic diarrhea. Intest Res 2015; **13**: 306-312
2) Schiller LR, Pardi DS, Sellin JH. Chronic diarrhea: diagnosis and management. Clin Gastroenterol Hepatol 2017; **15**: 182-193. e3
3) Fukudo S, Ida M, Akiho H, et al. Effect of ramosetron on stool consistency in male patients with irritable bowel syndrome with diarrhea. Clin Gastroenterol Hepatol 2014; **12**: 953-959.e4（ランダム）
4) Fukudo S, Kinoshita Y, Okumura T, et al. Ramosetron reduces symptoms of irritable bowel syndrome with diarrhea and improves quality of life in women. Gastroenterol 2016; **150**: 358-366.e8（ランダム）
5) 日本消化器病学会（編）．機能性消化管疾患診療ガイドライン 2020—過敏性腸症候群（IBS）（改訂第 2 版），南江堂，東京，2020（ガイドライン）
6) Qi Q, Zhang Y, Chen F, et al. Ramosetron for the treatment of irritable bowel syndrome with diarrhea: a systematic review and meta-analysis of randomized controlled trials. BMC Gastroenterol 2018; **18**: 5
7) Lacy BE, Mearin F, Chang L, et al. Bowel disorders. Gastroenterology 2016; **150**: 1393-1407（Rome IV）（ガイドライン）
8) Singh P, Lee HN, Rangan V, et al. Similarities in clinical and psychosocial characteristics of functional diarrhea and irritable bowel syndrome with diarrhea. Clin Gastroenterol Hepatol 2020; **18**: 399-405.e1

FRQ 5-3

慢性下痢症（狭義）に抗コリン薬は有効か？

回 答
●慢性下痢症（狭義）に対する抗コリン薬の効果に関するエビデンスはない．慢性下痢症（狭義）に対する抗コリン薬の有効性は不明である．

解説

　本邦において消化器領域で使用可能な抗コリン薬は，ブチルスコポラミン臭化物，チメピジウム臭化物水和物，ピレンゼピン塩酸塩，チキジウム臭化物，ブトロピウム臭化物，ロートエキス・ゲンチアナ末，プロパンテリン臭化物，ピペリドレート塩酸塩などである．

　慢性下痢症（狭義）に対する抗コリン薬の有効性に関する研究はほとんどない．参考として，過敏性腸症候群（IBS）の包括的症状の改善に関する研究は比較的多くみられるが，下痢症状に対する効果を示すデータは極めて少ない．2002 年の Glende らによる RCT のサブ解析では，本邦未発売の抗コリン薬 otilonium bromide（OB）は 15 週間の治療で下痢を伴う IBS 患者の割合を約60％減少させた[1]．一方で下痢型 IBS 患者への効果について検討した RCT では排便回数や便性状への効果は認められていない[2]．また，OB が IBS global symptom の改善に有効であったとするメタアナリシスが存在するが，下痢症状への効果は不明である[3]．IBS に対する cimetropium bromide（CB）3 ヵ月間投与の効果を調査した RCT では，CB は腹痛の程度や頻度を 85％程度減少させた．下痢症状の重症度スコアも約 50％低下させたが，プラセボと比較して統計学的な有意差は認められていない[4]．

文献

1) Glende M, Morselli-Labate AM, Battaglia G, et al. Extended analysis of a double-blind, placebo-controlled, 15-week study with otilonium bromide in irritable bowel syndrome. Eur J Gastroenterol Hepatol 2002; **14**: 1331-1338（メタ）
2) Lee JH, Kim JI, Baeg MK, et al. Effect of samryungbaekchul-san combined with otilonium bromide on diarrhea-predominant irritable bowel syndrome: a pilot randomized controlled trial. J Clin Med 2019; **8**: 1558（ランダム）
3) Lesbros-Pantoflickova D, Michetti P, Fried M, et al. Meta-analysis: the treatment of irritable bowel syndrome. Aliment Pharmacol Ther 2004; **20**: 1253-1269（メタ）
4) Dobrilla G, Imbimbo BP, Piazzi L, et al. Longterm treatment of irritable bowel syndrome with cimetropium bromide: a double blind placebo controlled clinical trial. Gut 1990; **31**: 355-358（ランダム）

FRQ 5-4

慢性下痢症（狭義）に漢方薬は有効か？

回 答

● 慢性下痢症（狭義）に対する漢方薬の有効性は不明である.

解説

　漢方薬は，自然界に存在する植物，動物や鉱物などの薬効となる部分である生薬を複数組み合わせて構成された医薬品である.

　慢性下痢症（狭義）に対する漢方薬の効果を検証した臨床試験はない. 桂枝加芍薬湯は鎮痛・鎮痙作用や腸管の攣縮を抑制する作用があり，腹痛や下痢を含む排便症状を改善する. 桂枝加芍薬湯の腸管運動に関するラットの検討では，安静時の小腸の通過時間は変化がなかったが，ネオスチグミンによる小腸の蠕動運動亢進を抑制した[1]. 参考までに，過敏性腸症候群（IBS）患者に対して，桂枝加芍薬湯と対照薬を比較した多施設二重盲検試験において，サブタイプ別に解析すると下痢型IBSでは症状の改善に有意に優れていたと報告されている[2].

　半夏瀉心湯の薬理作用には，大腸内の水分吸収亢進作用[3]や腸管蠕動運動抑制作用[4]などが報告されている. 参考までに6例の下痢型IBSに対して半夏瀉心湯を投与した国内の検討では，便形状スコアが有意に低下し，全例で全般症状の改善を認めたと報告されている[5].

　作用機序から，慢性下痢症（狭義）に対しても漢方薬が有効である可能性はある. しかし，エビデンスレベルは十分ではなく，今後の検討が必要である.

文献

1) Saitoh K, Kase Y, Ishige A, et al. Effects of Keishi-ka-shakuyaku-to (Gui-Zhi-Jia-Shao-Yao-Tang) on diarrhea and small intestinal movement. Biol Pharm Bull 1999; **22**: 87-89
2) 佐々木大輔, 上原　聡, 樋渡信夫ほか. 過敏性腸症候群に対する桂枝加芍薬湯の臨床効果—多施設共同無作為割付群間比較臨床試験. 臨牀と研究 1998; **75**: 1136-1152（メタ）
3) Kase Y, Hayakawa T, Aburada M, et al. Preventive effects of Hange-shashin-to on irinotecan hydrochloride-caused diarrhea and its relevance to the colonic prostaglandin E2 and water absorption in the rat. Jpn J Pharmacol 1997; **75**: 407-413
4) Kito Y, Teramoto N. Effects of Hange-shashin-to (TJ-14) and Keishi-ka-shakuyaku-to (TJ-60) on contractile activity of circular smooth muscle of the rat distal colon. Am J Physiol Gastrointest Liver Physiol 2012; **303**: G1059-G1066
5) 備前　敦. 心理的ストレスを伴う下痢型過敏性腸症候群に対する半夏瀉心湯（錠剤）の検討. 医学と薬学 2012; **68**: 127-133（ケースシリーズ）

FRQ 5-5

慢性下痢症（狭義）に心理療法は有効か？

回 答

●慢性下痢症（狭義）に対する心理療法の有効性は不明である．

■解説■■■

　慢性下痢症（狭義）[1]に対して心理療法を実施した研究の報告はない．急性ストレスが腸管通過を加速させるとの報告[2]があるが，慢性ストレスと機能性下痢症との関連は不明である[1]．また，慢性下痢症（狭義）を学術的に診断した機能性下痢症における心理的特性は，下痢型過敏性腸症候群（下痢型 IBS）同等の関与がないと考えられているため，IBS に対する心理療法と同程度の有用性は期待できず，慢性下痢症（狭義）に対する心理療法は限定的と考えられる．

　参考までに，IBS に対する心理療法は有用と考えられており，「機能性消化管疾患診療ガイドライン 2020—過敏性腸症候群（IBS）（改訂第 2 版）」[3]においても心理療法を実施することが推奨されている［推奨の強さ：強（合意率 100%），エビデンスレベル：B］．しかし，「機能性消化管疾患診療ガイドライン 2020—過敏性腸症候群（IBS）（改訂第 2 版）」[3]における IBS に対する心理療法の有効性については，下痢型 IBS に限定したものではなく，便秘型，混合型，分類不能型を含むすべての IBS 患者に対する検討結果を反映したものである．これまでに下痢型 IBS に限定した心理療法に関する研究報告はない．

　慢性下痢症（狭義）に対する心理療法の効果を詳細に検討した報告は皆無であるが，慢性下痢症（狭義）を学術的に診断した機能性下痢症と下痢型 IBS は表現型が異なる連続した病態と考えられており，慢性下痢症（狭義）に対して効果的な症例が存在する可能性はあり，今後の検討課題である．

■文献■■■

1) Lacy BE, Mearin F, Chang L, et al. Bowel disorders. Gastroenterology 2016; **150**: 1393-1407（Rome Ⅳ）（ガイドライン）
2) Cann PA, Read NW, Cammack J, et al. Psychological stress and the passage of a standard meal through the stomach and small intestine in man. Gut 1983; **24**: 236-240
3) 日本消化器病学会（編）．機能性消化管疾患診療ガイドライン 2020—過敏性腸症候群（IBS）（改訂第 2 版），南江堂，東京，2020（ガイドライン）

FRQ 5-6

慢性下痢症（狭義）に抗菌薬は有効か？

回 答

● 慢性下痢症（狭義）に対する抗菌薬の有効性は不明である．

解説

　慢性下痢症（狭義）に対して抗菌薬の効果を検討した研究の報告はない[1]．2022年に発表された欧州消化器病学会，欧州神経消化器病学会共同の下痢を主症状とする機能性腸疾患の診療ガイドラインで示されているステートメントでは非吸収性抗菌薬であるリファキシミンについて下痢型過敏性腸症候群（下痢型IBS）における使用を推奨するが，プラセボと比較した上乗せ効果は大きくなく，慢性下痢症（狭義）を学術的に診断した機能性下痢症に対する有効性のエビデンスもほとんどないとされている[2]．

　IBSに対する抗菌薬の使用について，「機能性消化管疾患診療ガイドライン2020―過敏性腸症候群（IBS）（改訂第2版）」の『下痢型IBSに抗菌薬は有用か？』というCQにおいて『現在日本では，IBSの治療法として一部の非吸収性抗菌薬は有効であり，用いることを提案する［推奨の強さ：弱（合意率100％），エビデンスレベル：A］』とされた[3]．前回のガイドラインでは「現在日本では，IBSの治療法として抗菌薬を用いないことを提案する」とされていたが，海外でIBSに対する有効性が報告されているリファキシミンが，他疾患に対して保険適用となり本邦で利用可能になったことを受けて変更となった．

　慢性下痢症（狭義）に対する抗菌薬法の効果を詳細に検討した報告は皆無であるが，慢性下痢症（狭義）を学術的に診断した機能性下痢症と下痢型IBSは表現型が異なる連続した病態，すなわち同じ症例においても時期によって，移行しうると考えられており，慢性下痢症（狭義）に対して効果的な症例が存在する可能性はあり，今後の検討が必要である．

文献

1) Lacy BE, Mearin F, Chang L, et al. Bowel disorders. Gastroenterology 2016; **150**: 1393-1407（Rome Ⅳ）（ガイドライン）
2) Savarino E, Zingone F, Barberio B, et al. Functional bowel disorders with diarrhoea: Clinical Guidelines of the United European Gastroenterology and European Society for Neurogastroenterology and Motility. United European Gastroenterol J 2022; **10**: 556-584（ガイドライン）
3) 日本消化器病学会（編）．機能性消化管疾患診療ガイドライン2020―過敏性腸症候群（IBS）（改訂第2版），南江堂，東京，2020（ガイドライン）

FRQ 5-7

慢性下痢症（狭義）に高分子重合体は有効か？

回　答
●慢性下痢症（狭義）に対する高分子重合体の有効性は不明である．

▌解説▐

　ポリカルボフィルカルシウム（PC）は，消化管から吸収されることなく，腸内の水分を吸水することで膨潤・ゲル化しながら排泄されるポリマー（高分子重合体）である．慢性下痢症（狭義）に対するPCの有用性を示す報告は現時点では存在しない．マウスやラットなどの下痢型動物モデルにおいて，PCは便秘を誘発せずに下痢抑制効果を示したとする報告[1]や，高齢者の経管栄養導入時に生じる下痢を有意に抑制することを示した多施設無作為化比較試験[2]があることから，PCは慢性下痢症に対しても有効である可能性があるが現時点ではエビデンス不十分のため結論づけることはできない．

　参考までにPCは海外のRCT[3]，またトリメブチンマレイン酸を対照とした国内第Ⅲ相試験[4]で過敏性腸症候群（IBS）に対する有効性が示されたことから，本邦のガイドラインでも強く推奨され[5]，IBSに対して日常的に用いられている．PCは下痢時には余剰な水分を吸水することで便を有形化し，便秘時には保持した水分により便が軟化するため，下痢と便秘の両病態に有効である[6]．慢性下痢症（狭義）を学術的に診断した機能性下痢症と下痢型IBSは表現型が異なる連続した病態，すなわち同じ症例においても時期によって移行しうると考えられており，慢性下痢症（狭義）に対して効果的な症例が存在する可能性はあり，今後の検討が必要である．

▌文献▐

1) Saito T, Mizutani F, Iwanaga Y, et al. Laxative and anti-diarrheal activity of polycarbophil in mice and rats. Jpn J Pharmacol 2002; **89**: 133-141
2) 新垣昌利，三宅達也，狩野稔久，ほか．ポリカルボフィルカルシウムを用いた経管栄養患者の便通異常に対する有効な導入方法の検討．消化器の臨床 2006; **9**: 204-208
3) Toskes PP, Connery KL, Ritchey TW. Calcium polycarbophil compared with placebo in irritable bowel syndrome. Aliment Pharmacol Ther 1993; **7**: 87-92
4) 正宗　研，三輪　剛，福富久之，ほか．マレイン酸トリメブチンを対照薬とした二重盲検群間比較試験．薬理と治療 1998; **26** (Suppl 5): S967-S996
5) 日本消化器病学会（編）．機能性消化管疾患診療ガイドライン2020—過敏性腸症候群（IBS）（改訂第2版），南江堂，東京，2020（ガイドライン）
6) 今村祐志，楠　裕明，眞部紀明，ほか．ポリカルボフィルカルシウム．消化器の臨床 2009; **12**: 169-172

FRQ 5-8

慢性下痢症（狭義）にアドレナリン作動薬は有効か？

回答

● 慢性下痢患者（狭義）に対するアドレナリン作動薬の有効性は不明である.

■ 解説 ■

　慢性下痢患者（狭義）を対象としたアドレナリン作動薬の効果を調査した研究はなく，現在までに慢性下痢症（狭義）に対してアドレナリン作動薬を推奨するエビデンスはない.

　アドレナリン α_2 受容体作動薬について，下痢を主症状とする過敏性腸症候群（下痢型 IBS）の患者 44 人を対象とした試験では，プラセボ，0.05 mg，0.1 mg の α_2 受容体作動薬であるクロニジン 1 日 2 回を服用させたところ，症状が十分に改善された患者の割合はそれぞれ 46%，42%，67% との報告がある[1]. また，ケースシリーズにて糖尿病患者の難治性慢性下痢症状を改善することが報告がされており[2]，健常人ボランティアに対して施行されたプラセボコントロール研究では，クロニジンは健常人の大腸のコンプライアンスを高め，緊満感，疼痛，腹部ガス感，直腸切迫感を軽減することや，腸管通過時間を延長させる効果があることが報告されている[3]. ラットやマウスを使った動物実験では，薬剤で誘発した下痢や，糖尿病モデルでの下痢を改善させる効果があることが報告されている[4〜6].

　慢性下痢症（狭義）においても α_2 受容体作動薬が奏効する症例が存在する可能性はあり，今後の検討が必要である.

■ 文献 ■

1) Camilleri M, Kim DY, McKinzie S, et al. A randomized, controlled exploratory study of clonidine in diarrhea-predominant irritable bowel syndrome. Clin Gastroenterol Hepatol 2003; **1**: 111-121
2) Fedorak RN, Field M, Chang EB. Treatment of diabetic diarrhea with clonidine. Ann Intern Med 1985; **102**: 197-199
3) Viramontes BE, Malcolm A, Camilleri M, et al. Effects of an alpha(2)-adrenergic agonist on gastrointestinal transit, colonic motility, and sensation in humans. Am J Physiol Gastrointest Liver Physiol 2001; **281**: G1468-G1476
4) Spraggs CF, Bunce KT. Alpha 2-adrenoceptors and the delay of castor oil-induced diarrhoea by clonidine in rats. J Pharm Pharmacol 1983; **35**: 321-322
5) Doherty NS, Hancock AA. Role of alpha-2 adrenergic receptors in the control of diarrhea and intestinal motility. J Pharmacol Exp Ther 1983; **225**: 269-274
6) Thollander M, Hellström PM, Svensson TH. Suppression of castor oil-induced diarrhoea by alpha 2-adrenoceptor agonists. Aliment Pharmacol Ther 1991; **5**: 255-262

FRQ 5-9

慢性下痢症（狭義）にソマトスタチンアナログは有効か？

回答

● 慢性下痢症（狭義）に対してソマトスタチンアナログ製剤が有効である可能性はあるが，エビデンスは未集積であり今後の検討課題である．

▌解説▐

　ソマトスタチンアナログ製剤は，ソマトスタチン受容体への結合を介して薬理活性を発揮する薬剤で，本邦ではオクトレオチド酢酸塩とランレオチド酢酸塩，パシレオチドパモ酸塩が保険承認されている[1]　いずれも腸管運動や水分電解質輸送を低下させる作用を有しているが[2]，オクトレオチド酢酸塩のみが消化管ホルモン産生腫瘍に伴う下痢症状や進行・再発癌患者の消化管閉塞に伴う消化器症状の改善薬として本邦で保険適用となっている．

　慢性下痢症（狭義）に対するソマトスタチンアナログ製剤の効果を検証した試験は少なく，唯一ベルギーで行われた多施設共同前向き試験があるのみである．プラセボのない非対照前向き試験で 36 名と小規模の解析であるが，ランレオチド酢酸塩 120 mg を 28 日間隔で 2 回皮下注射した際の効果が検証されている．標準止痢薬（吸収剤，ロペラミド，プロバイオティクス）に反応しない 1 ヵ月以上続く慢性下痢症状を訴える患者を対象として，42.4％の患者で症状が改善し，統計学的に有意に QOL，便回数，および便の硬さが改善したことが示されている．外科手術に起因する慢性下痢症患者は除外されているが，エントリー患者の半数以上（66.7％）に消化器外科手術歴があった点は解釈に注意が必要である[3]．

　広義の慢性下痢症に対する効果を検証した前向き試験はもう少し多く，AIDS 関連の下痢や化学療法後の下痢，腸管切除に伴う下痢症に対して非対照前向き試験や RCT が約 30 試験行われている[2,4]．非対照前向き試験全体の有効率は 73％，RCT 全体の有効率は 64％であり，十分な患者データが得られた 9 つの RCT に対して行われたメタアナリシスでは，相対リスクが 0.49（95％CI 0.27～0.90）とソマトスタチンアナログの有効性が示されている．しかし，対象患者や投与方法，評価方法にバラツキが大きく，さらにサブ解析では，AIDS 関連の下痢では有効性は低く，化学療法後の下痢では有効性が高いなど，すべての患者群で同様に有効性が示されているわけではない点は注意が必要である[2]．

　作用機序や既報から，慢性下痢症（狭義）に対してもソマトスタチンアナログ製剤が有効である可能性はあるが，エビデンスレベルは十分ではない．

▌文献▐

1) Samson SL. Pasireotide in acromegaly: an overview of current mechanistic and clinical data. Neuroendocrinology 2015; **102**: 8-17
2) Szilagyi A, Shrier I. Systematic review: the use of somatostatin or octreotide in refractory diarrhoea. Aliment Pharmacol Ther 2001; **15**: 1889-1897
3) Bisschops R, De Ruyter V, Demolin G, et al. Lanreotide autogel in the treatment of idiopathic refractory diarrhea: results of an exploratory, controlled, before and after, open-label, multicenter, prospective clinical trial. Clin Ther 2016; **38**: 1902-1911. e2
4) Fried M. Octreotide in the treatment of refractory diarrhea. Digestion 1999; **60** (Suppl 2): 42-46

索 引

便通異常症診療ガイドライン 2023 — 慢性下痢症

2023 年 7 月 13 日　第 1 刷発行	編集者　日本消化管学会
2024 年 5 月 10 日　第 2 刷発行	発行者　小立健太
	発行所　株式会社 南 江 堂

〒113-8410　東京都文京区本郷三丁目 42 番 6 号
☎ (出版) 03-3811-7198　(営業) 03-3811-7239
ホームページ https://www.nankodo.co.jp/

印刷・製本 日経印刷

装丁 葛巻知世（Amazing Cloud Inc.）

Evidence-Based Clinical Practice Guidelines for Chronic Diarrhea 2023
© The Japanese Gastroenterological Association, 2023